KRISHNAPRASAD L.
MANISHA RAI

Inteligência Artificial

KRISHNAPRASAD L.
MANISHA RAI

Inteligência Artificial

Reformulando o cenário da odontologia conservadora e da endodontia

ScienciaScripts

Imprint

Cover image: www.ingimage.com

This book is a translation from the original published under ISBN 978-620-8-22456-1.

Publisher:
Sciencia Scripts
is a trademark of
Dodo Books Indian Ocean Ltd. and OmniScriptum S.R.L publishing group

120 High Road, East Finchley, London, N2 9ED, United Kingdom
Str. Armeneasca 28/1, office 1, Chisinau MD-2012, Republic of Moldova, Europe
Printed at: see last page
ISBN: 978-620-8-30739-4

ÍNDICE

INTRODUÇÃO ... 2
Desmistificando a Inteligência Artificial e os Algoritmos de Aprendizagem: Um mergulho profundo com aplicações em odontologia ... 5
Importância dos avanços tecnológicos na medicina dentária ... 12
IA na saúde oral e imagiologia oral ... 15
IA e prevenção dos traumatismos dentários ... 20
IA na avaliação do risco periodontal: Uma mudança de paradigma nos cuidados de saúde oral ... 24
Inteligência Artificial e Prevenção de Cáries: Uma nova era nos cuidados de saúde oral ... 31
IA na deteção de cáries na primeira infância ... 38
Papel da IA na ajuda à programação, tratamento de doentes, interações medicamentosas, diagnóstico com valores de prognóstico ... 42
IA em Interações Medicamentosas e Farmacovigilância ... 46
Modelos de IA para desvendar a anatomia do sistema de canais radiculares ... 47
Modelos de IA na previsão da viabilidade das células estaminais da polpa dentária ... 58
Modelos de IA na previsão do êxito dos procedimentos de retratamento ... 60
O papel da IA na cirurgia endodôntica assistida por robô ... 63
Navegação dinâmica em endodontia guiada e implantes ... 67
Deteção de doenças dentárias através de raios X com base em inteligência artificial ... 78
O futuro da IA na dentisteria conservadora e na endodontia: Uma mudança de paradigma na precisão e nos cuidados ao doente ... 82
CONCLUSÃO ... 90
REFRÊNCIAS ... 91

INTRODUÇÃO

O panorama da medicina dentária está a passar por uma profunda transformação, impulsionada por uma onda de avanços tecnológicos que prometem redefinir a própria natureza dos cuidados ao paciente. Entre estas inovações, a inteligência artificial destaca-se como uma força particularmente perturbadora, pronta a remodelar os campos da medicina dentária conservadora e da endodontia de uma forma sem precedentes. Esta tecnologia em expansão, com a sua capacidade de analisar vastos conjuntos de dados, identificar padrões subtis e aprender com a experiência, oferece um vislumbre de um futuro em que os cuidados dentários são mais precisos, personalizados e eficazes do que nunca.

A medicina dentária conservadora, com o seu princípio fundamental de preservar a estrutura natural do dente, e a endodontia, especializada no tratamento complexo da polpa dentária e dos tecidos circundantes, são disciplinas que exigem uma atenção meticulosa aos detalhes, precisão de diagnóstico e intervenção atempada. Tradicionalmente, estes campos têm dependido muito dos conhecimentos do clínico, aperfeiçoados ao longo de anos de formação e experiência, para interpretar imagens de diagnóstico, avaliar opções de tratamento e prever resultados. No entanto, o advento da IA introduz uma mudança de paradigma, aumentando as capacidades humanas com algoritmos poderosos capazes de processar informação a uma escala e velocidade inatingíveis mesmo para o clínico mais competente.

As potenciais aplicações da IA em medicina dentária são vastas e estão em rápida expansão, alimentadas por um crescente corpo de investigação que demonstra a sua eficácia numa vasta gama de tarefas (Artificial Intelligence in Dentistry: Past, Present, and Future, 2022). No domínio do diagnóstico, os algoritmos de IA demonstraram uma precisão notável na identificação de lesões cariosas, patologia periapical e outras anomalias dentárias a partir de radiografias e tomografias computorizadas de feixe cónico. Estes sistemas alimentados por IA podem detetar alterações subtis na densidade e na morfologia que podem escapar ao olho humano, permitindo um diagnóstico e uma intervenção mais precoces, evitando potencialmente a necessidade de procedimentos mais invasivos no futuro.

Para além do diagnóstico, a IA está a transformar o planeamento e a execução do tratamento, tanto na medicina dentária conservadora como na endodontia. Na endodontia, por exemplo, os algoritmos de IA podem analisar exames de tomografia computorizada de feixe cónico pré-operatórios para determinar com precisão a morfologia do canal radicular, identificar canais acessórios e prever a probabilidade de complicações do procedimento. Esta informação permite aos médicos desenvolver planos de tratamento personalizados adaptados às complexidades anatómicas únicas de cada paciente, melhorando as hipóteses de resultados bem-sucedidos. Do mesmo modo, na medicina dentária conservadora, a IA pode ajudar na conceção e fabrico de restaurações dentárias, garantindo um ajuste, função e estética ideais.

A integração da IA nos fluxos de trabalho clínicos vai além do diagnóstico e do planeamento do tratamento, abrangendo a comunicação com o paciente, a educação e até mesmo as tarefas administrativas. Os chatbots com IA podem interagir com os pacientes, responder a perguntas frequentes e agendar consultas, libertando tempo valioso para os médicos se concentrarem nos cuidados aos pacientes. Além disso, a IA pode analisar os dados dos pacientes, como o historial médico, factores de estilo de vida e predisposições genéticas, para identificar indivíduos com elevado risco de condições dentárias específicas, permitindo medidas preventivas direcionadas e recomendações de saúde oral personalizadas.

Embora os potenciais benefícios da IA na medicina dentária sejam inegáveis, é crucial reconhecer os desafios e as considerações éticas que acompanham esta revolução tecnológica. A privacidade e a segurança dos dados são preocupações fundamentais, uma vez que os algoritmos de IA dependem do acesso a grandes quantidades de dados dos pacientes para funcionarem eficazmente. Garantir a confidencialidade e a utilização responsável destes dados é essencial para manter a confiança dos pacientes e cumprir as diretrizes éticas.

Outra consideração crítica é o potencial de enviesamento dos algoritmos de IA. Se os conjuntos de dados utilizados para treinar estes algoritmos não forem representativos da população diversificada de doentes, os modelos de IA resultantes podem perpetuar as disparidades existentes nos cuidados de saúde. É imperativo desenvolver e implementar sistemas de IA que sejam justos, imparciais e equitativos na sua aplicação, garantindo que todos os doentes beneficiam desta tecnologia transformadora.

A evolução do papel do dentista num mundo cada vez mais orientado para a IA é outra consideração importante. Embora a IA tenha o potencial de automatizar muitas tarefas atualmente executadas pelos dentistas, é pouco provável que substitua totalmente o elemento humano dos cuidados dentários. Em vez disso, a IA é mais bem vista como uma ferramenta poderosa que pode aumentar e melhorar as capacidades dos dentistas, permitindo-lhes concentrarem-se em tarefas de nível superior que requerem discernimento humano, empatia e capacidades de comunicação. O dentista do futuro terá de ser hábil a interpretar os conhecimentos gerados pela IA, a comunicar eficazmente com os pacientes sobre as recomendações de tratamento baseadas na IA e a navegar pelas considerações éticas que surgem num ambiente de cuidados de saúde cada vez mais mediado pela tecnologia.

A integração da IA na educação dentária é crucial para preparar as futuras gerações de dentistas para este cenário em evolução. As escolas de medicina dentária e os programas de formação contínua têm de incorporar conceitos, aplicações e considerações éticas de IA nos seus currículos, assegurando que os licenciados possuem os conhecimentos e as competências necessárias para prosperar num mundo orientado para a IA.

O potencial transformador da IA na medicina dentária conservadora e na endodontia é inegável. Desde o aumento da precisão do diagnóstico e da personalização dos planos de tratamento até à melhoria da comunicação com o paciente e à simplificação das tarefas administrativas, a IA está preparada para revolucionar a forma como os cuidados dentários são prestados. No entanto, a concretização de todos os benefícios desta tecnologia requer uma análise cuidadosa das implicações éticas, das preocupações com a privacidade dos dados e da evolução do papel do dentista num mundo cada vez mais automatizado. Ao adotar uma abordagem colaborativa, em que os conhecimentos humanos e as capacidades da IA se complementam e melhoram mutuamente, podemos desbloquear o verdadeiro potencial da IA para melhorar os resultados da saúde oral para todos.

Desmistificando a Inteligência Artificial e os Algoritmos de Aprendizagem: Um mergulho profundo com aplicações em odontologia

A rápida evolução da tecnologia deu início a uma nova era nos cuidados de saúde, com a Inteligência Artificial e os algoritmos de aprendizagem na vanguarda desta transformação. Estas tecnologias estão preparadas para revolucionar a medicina dentária, oferecendo oportunidades sem precedentes para melhorar os diagnósticos, personalizar o tratamento e melhorar os cuidados dos doentes. Esta exploração aprofunda os meandros da IA e dos algoritmos de aprendizagem, examinando os seus princípios fundamentais, as aplicações em medicina dentária e os desafios e oportunidades que apresentam.

Desvendar a essência da Inteligência Artificial

Na sua essência, a IA procura imitar as funções cognitivas humanas, permitindo que as máquinas executem tarefas que tradicionalmente necessitam da inteligência humana. Isto engloba um espetro de capacidades, incluindo:

- Aprendizagem e resolução de problemas: Os sistemas de IA, alimentados por algoritmos de aprendizagem, podem discernir padrões em vastos conjuntos de dados, extrapolar conhecimentos a partir desses padrões e utilizar esses conhecimentos adquiridos para tomar decisões informadas. Esta capacidade de aprendizagem e adaptação distingue a IA dos programas de software convencionais que funcionam apenas com base em instruções pré-programadas.

- Processamento de linguagem natural: A PNL permite que as máquinas compreendam, interpretem e gerem linguagem humana, colmatando a lacuna de comunicação entre humanos e computadores. Na medicina dentária, a PNL encontra aplicações na análise dos registos dos pacientes, na automatização de tarefas administrativas e na facilitação de interações mais naturais entre os pacientes e os sistemas alimentados por IA.

- Visão por computador: Esta faceta da IA confere aos computadores a capacidade de "ver" e interpretar informações visuais de imagens e vídeos. Em medicina dentária, a visão por computador desempenha um papel fundamental na análise de radiografias dentárias, na deteção de cáries e outras anomalias e na assistência ao planeamento do tratamento.

- Robótica: A IA funciona como o cérebro por detrás dos robôs inteligentes, permitindo-lhes navegar em ambientes complexos, manipular objectos com precisão e interagir com os seres humanos de forma significativa. Na medicina dentária, a robótica encontra aplicações na assistência a procedimentos cirúrgicos, melhorando a precisão e reduzindo a invasividade.

•

Aprofundar a mecânica dos algoritmos de aprendizagem

Os algoritmos de aprendizagem constituem a base da capacidade da IA para aprender e evoluir. Estes algoritmos permitem que as máquinas aprendam com os dados sem programação explícita, adaptando o seu comportamento e desempenho com base na informação que processam.

Vamos dissecar alguns tipos proeminentes de algoritmos de aprendizagem:

- Aprendizagem supervisionada: Neste paradigma, os algoritmos são treinados em conjuntos de dados rotulados, em que cada entrada é emparelhada com a saída correspondente. O algoritmo aprende a mapear as entradas para as saídas, permitindo-lhe prever as saídas para entradas novas e não vistas. Por exemplo, um algoritmo de aprendizagem supervisionada pode ser treinado num conjunto de dados de radiografias dentárias marcadas com a presença ou ausência de cáries. Uma vez treinado, o algoritmo pode então analisar novas radiografias e prever a probabilidade de cáries com uma precisão notável.

- Aprendizagem não supervisionada: Ao contrário da aprendizagem supervisionada, os algoritmos de aprendizagem não supervisionada são apresentados com dados não rotulados. A sua tarefa é descobrir padrões, relações e estruturas ocultas nos dados sem qualquer conhecimento prévio do resultado. O agrupamento e a redução da dimensionalidade são aplicações comuns da aprendizagem não supervisionada. Em medicina dentária, a aprendizagem não supervisionada pode ser utilizada para identificar subgrupos de pacientes com caraterísticas semelhantes, ajudando no planeamento de tratamentos personalizados e na avaliação de riscos.

- Aprendizagem por reforço: Esta abordagem de aprendizagem dinâmica envolve o treino de um "agente" para interagir com um ambiente e aprender acções óptimas através de tentativa e erro. O agente recebe recompensas por acções que conduzem a resultados desejados e penalizações por acções que produzem resultados indesejáveis. Através deste processo iterativo de exploração e feedback, o agente aprende a maximizar as recompensas e a minimizar as penalizações, melhorando gradualmente o seu desempenho ao longo do tempo. A aprendizagem por reforço encontra aplicações em robótica, jogos e outros domínios em que um agente precisa de aprender estratégias óptimas em ambientes complexos e dinâmicos.

A sinergia da IA e dos algoritmos de aprendizagem na medicina dentária

algumas das aplicações transformadoras destas tecnologias em várias facetas da prática dentária:

1. Diagnóstico e planeamento do tratamento:

- Deteção e análise de cáries: Os sistemas alimentados por IA, treinados em vastos conjuntos de dados de imagens dentárias, podem detetar cáries com uma precisão notável, ultrapassando frequentemente as capacidades humanas na identificação de lesões subtis.(Nguyen et al., 2021) Estes sistemas também podem analisar o tamanho, a forma e a localização das cáries, ajudando no planeamento do tratamento e na avaliação do risco.

- Avaliação da doença periodontal: Os algoritmos de IA podem analisar as profundidades de sondagem periodontal, os níveis de fixação clínica e os padrões de perda óssea radiográfica para avaliar a saúde periodontal e prever a progressão da doença. Esta informação permite aos dentistas desenvolver planos de tratamento personalizados e monitorizar a resposta do paciente à terapia.

- Análise cefalométrica e planeamento do tratamento ortodôntico: O software alimentado por IA pode automatizar o traçado cefalométrico, a identificação de pontos de referência e a análise, simplificando o diagnóstico ortodôntico e o planeamento do tratamento. Estes sistemas também podem simular os resultados do tratamento, permitindo aos ortodontistas visualizarem diferentes modalidades de tratamento e preverem a sua eficácia.

2. Cuidados personalizados aos doentes:

- Avaliação de risco e análise preditiva: Ao analisar os dados do paciente, incluindo o historial médico, factores de estilo de vida e informações genéticas, os algoritmos de IA podem identificar indivíduos com elevado risco de desenvolver doenças orais. Isto permite aos dentistas implementar medidas preventivas e adaptar os planos de tratamento às necessidades individuais dos pacientes.

- Recomendações personalizadas de higiene oral: As aplicações alimentadas por IA podem monitorizar os hábitos de escovagem dos pacientes, a ingestão alimentar e outros factores do estilo de vida, fornecendo recomendações personalizadas para melhorar a higiene oral e reduzir o risco de problemas dentários.

- Comunicação melhorada e educação dos pacientes: Os chatbots e os assistentes virtuais alimentados por IA podem fornecer aos pacientes acesso 24 horas por dia, 7 dias por semana, a informações dentárias, responder a perguntas frequentes e marcar consultas. Isto aumenta o envolvimento dos pacientes e melhora a comunicação entre os dentistas e os seus pacientes.

3. Racionalização da prática dentária:

- Automatização de tarefas administrativas: A IA pode automatizar tarefas administrativas demoradas, como a marcação de consultas, o processamento de pedidos de seguro e a gestão de registos de pacientes. Isto liberta o tempo dos dentistas, permitindo-lhes concentrarem-se nos cuidados aos pacientes e noutras actividades de elevado valor.

- Melhorar a eficiência do fluxo de trabalho: Os sistemas alimentados por IA podem otimizar os fluxos de trabalho da clínica dentária, desde o check-in do paciente até à entrega do tratamento. Isto pode reduzir os tempos de espera, melhorar a satisfação do paciente e aumentar a eficiência geral da clínica.

- Facilitar a investigação dentária: A IA pode analisar grandes conjuntos de dados de registos de pacientes, ensaios clínicos e literatura científica para identificar tendências, padrões e conhecimentos que podem fazer avançar a investigação e a inovação dentária.

Navegar pelos desafios e abraçar as oportunidades

Embora o potencial da IA e dos algoritmos de aprendizagem na medicina dentária seja imenso, a sua implementação não está isenta de desafios. Abordar estes desafios de forma proactiva é crucial para aproveitar o poder transformador destas tecnologias, assegurando simultaneamente a sua utilização responsável e ética.

1. Preconceito e equidade dos dados:

Os algoritmos de IA são susceptíveis de herdar os enviesamentos presentes nos dados em que são treinados. Se os dados de treino reflectirem as disparidades existentes nos cuidados de saúde, os sistemas de IA resultantes podem perpetuar ou mesmo exacerbar essas desigualdades. Por exemplo, um sistema de IA treinado num conjunto de dados de imagens dentárias predominantemente de um grupo demográfico pode não ter um desempenho tão preciso em imagens de outros grupos demográficos.

Estratégias de atenuação:

- Conjuntos de dados diversificados e representativos: É fundamental garantir que os conjuntos de dados de formação sejam diversificados e representativos da população de doentes. Isto exige esforços pró-activos para recolher dados de grupos sub-representados e abordar preconceitos históricos nas práticas de recolha de dados.

- Técnicas de deteção e atenuação de enviesamentos: Os investigadores estão a desenvolver técnicas para detetar e atenuar os preconceitos nos algoritmos de IA. Estas técnicas envolvem a análise das previsões do algoritmo para diferentes subgrupos e o ajuste do algoritmo para minimizar as disparidades.

- Revisão e supervisão éticas: A criação de conselhos de revisão ética para supervisionar o desenvolvimento e a implantação de sistemas de IA nos cuidados de saúde é crucial. Estes conselhos podem garantir que os sistemas de IA são desenvolvidos e utilizados de uma forma justa e equitativa

2. Privacidade e segurança dos dados:

As aplicações de IA em medicina dentária implicam frequentemente o tratamento de dados sensíveis dos pacientes, incluindo históricos médicos, registos dentários e informações genéticas. A proteção da privacidade e da segurança destes dados é fundamental.

Estratégias de atenuação:

- Desidentificação e anonimização: Sempre que possível, os dados dos doentes devem ser desidentificados ou tornados anónimos antes de serem utilizados para treinar ou avaliar algoritmos de IA. Isto envolve a remoção ou ocultação de informações pessoalmente identificáveis, preservando a utilidade dos dados para investigação e desenvolvimento.

- Medidas robustas de cibersegurança: A implementação de medidas robustas de cibersegurança, como a encriptação, os controlos de acesso e os sistemas de deteção de intrusão, é essencial para proteger os dados dos doentes contra o acesso, a utilização ou a divulgação não autorizados.

- Conformidade com os regulamentos de proteção de dados: O cumprimento dos regulamentos de proteção de dados relevantes, como a Lei de Portabilidade e Responsabilidade dos Seguros de Saúde nos Estados Unidos e o Regulamento Geral de Proteção de Dados na Europa, é crucial para manter a confiança dos pacientes e garantir a conformidade legal.

3. Transparência e explicabilidade:

Muitos algoritmos de IA, nomeadamente os modelos de aprendizagem profunda, são frequentemente considerados "caixas negras" devido à sua natureza complexa e opaca. Compreender a forma como estes algoritmos chegam às suas previsões pode ser um desafio, o que suscita preocupações em termos de transparência e responsabilidade.

Estratégias de atenuação:

- IA explicável: Os investigadores estão a desenvolver técnicas de XAI para tornar os sistemas de IA mais transparentes e interpretáveis. Estas técnicas visam fornecer informações sobre os factores que influenciam as previsões de um sistema de IA, permitindo que os seres humanos compreendam e confiem nas suas decisões.

- Sistemas com intervenção humana: A conceção de sistemas de IA que incorporem a supervisão e a intervenção humana pode aumentar a transparência e a responsabilidade. Nesses sistemas, os especialistas humanos podem rever e validar as previsões do sistema de IA, em especial no que respeita à tomada de decisões clínicas de grande importância.

- Comunicação aberta e educação: A promoção de uma comunicação aberta entre dentistas, pacientes e programadores de IA é crucial para criar confiança e responder a preocupações sobre transparência. Educar os pacientes sobre a forma como a IA está a ser utilizada nos seus cuidados e envolvê-los nos processos de tomada de decisão pode aumentar a transparência e a aceitação.

4. O papel evolutivo dos dentistas num futuro impulsionado pela IA:

A integração da IA na medicina dentária não se destina a substituir os dentistas, mas sim a aumentar as suas capacidades e a melhorar os cuidados prestados aos doentes. Os dentistas continuarão a desempenhar um papel central no diagnóstico, no planeamento do tratamento e na interação com o paciente, tirando partido da IA como uma ferramenta poderosa para melhorar a sua tomada de decisões e eficiência.

Adaptação e aprendizagem ao longo da vida:

- Os dentistas terão de se adaptar ao cenário em evolução da IA na medicina dentária, mantendo-se a par dos últimos avanços e das suas implicações para a prática.

- Abraçar a aprendizagem ao longo da vida e procurar oportunidades de formação contínua centradas na IA e nas suas aplicações na medicina dentária será crucial para que os dentistas se mantenham na vanguarda da sua área.

Colaboração e parcerias interdisciplinares:

- A promoção de colaborações entre dentistas, cientistas informáticos, cientistas de dados e outras partes interessadas será essencial para impulsionar a inovação e garantir o desenvolvimento e a implementação responsáveis da IA na medicina dentária.

- As parcerias interdisciplinares podem colmatar o fosso entre os conhecimentos clínicos e os avanços tecnológicos, conduzindo a soluções de IA mais eficazes e centradas no doente.

Considerações éticas e cuidados centrados no paciente:

- À medida que a IA se torna cada vez mais integrada na medicina dentária, as considerações éticas continuarão a ser fundamentais. Os dentistas devem dar prioridade à autonomia, privacidade e bem-estar dos pacientes em todos os aspectos da adoção e utilização da IA.

- A manutenção de uma abordagem centrada no paciente, em que as tecnologias de IA são utilizadas para melhorar, e não para substituir, a ligação humana entre os dentistas e os seus pacientes, será crucial para preservar a confiança e a empatia que são fundamentais para a profissão de dentista.

Importância dos avanços tecnológicos na medicina dentária

O campo da medicina dentária, tal como muitas áreas dos cuidados de saúde, tem sido significativamente afetado pelos rápidos avanços tecnológicos. Estas inovações revolucionaram as práticas dentárias, oferecendo maior precisão, eficiência, conforto do paciente e resultados gerais. Este ensaio irá aprofundar a importância multifacetada dos avanços tecnológicos na medicina dentária, explorando o seu impacto em vários aspectos do campo.

Precisão de diagnóstico e planeamento de tratamento melhorados

Tradicionalmente, os diagnósticos dentários baseavam-se fortemente em radiografias bidimensionais e exames visuais. No entanto, o advento da medicina dentária digital inaugurou uma nova era de precisão de diagnóstico. (Cardiology Conference 2022|Cardiology Meet| Specific Cardio oncology Congress 2022| International Cardiology Conference| Dublin, Ireland Cardiology Conference 2022, 2023) define a medicina dentária digital como "qualquer tecnologia ou dispositivo dentário que incorpore componentes digitais ou controlados por computador". Eis alguns dos principais avanços:

- Imagiologia 3D: Tecnologias como a tomografia computorizada de feixe cónico fornecem aos dentistas imagens tridimensionais pormenorizadas dos dentes, do maxilar e das estruturas circundantes de um paciente.(Cardiology Conference 2022|Cardiology Meet| Specific Cardio oncology Congress 2022| International Cardiology Conference| Dublin, Ireland Cardiology Conference 2022, 2023) Isto permite diagnósticos mais exactos, especialmente em casos complexos que envolvem dentes impactados, anomalias do maxilar ou colocação de implantes.(Technological Tools in Dentistry | Global Events | USA | Europe | Middle East, 2023) menciona "Benefits of 3D Dentistry and CBCT Machines" como uma área de avanço significativa.

- Scanners intra-orais: Substituindo o processo tradicional, muitas vezes desconfortável, de tirar impressões com materiais semelhantes a massa de vidraceiro, os scanners intra-orais criam impressões digitais dos dentes e das gengivas. Esta tecnologia oferece uma maior precisão, tempos de processamento mais rápidos e um maior conforto para o paciente (Spagnuolo & Sorrentino, 2020) salienta a forma como estas inovações contribuem para "fluxos de trabalho totalmente digitais".

- Tecnologia CAD/CAM: A tecnologia de desenho assistido por computador e fabrico assistido por computador (CAD/CAM) revolucionou a medicina dentária de restauração.(Cardiology Conference 2022|Cardiology Meet| Specific Cardio oncology Congress 2022| International Cardiology Conference| Dublin, Ireland Cardiology Conference 2022, 2023) Os dentistas podem agora conceber e fabricar restaurações dentárias, tais como coroas, pontes e facetas, com uma precisão e velocidade excepcionais, muitas vezes durante uma única consulta.(Technological Tools in Dentistry | Global Events | USA | Europe | Middle East, 2023) enumera o "CAD/CAM" como um excelente exemplo de inovação dentária.

Procedimentos minimamente invasivos e recuperação mais rápida

Os avanços tecnológicos levaram a uma mudança para procedimentos dentários minimamente invasivos, resultando em menos dor, menor risco de complicações e tempos de recuperação mais rápidos para os pacientes.

- Medicina dentária a laser: Os lasers têm encontrado inúmeras aplicações na medicina dentária, incluindo o tratamento de doenças das gengivas, a remoção de cáries e a realização de biopsias. Os procedimentos com laser são frequentemente mais confortáveis para os pacientes, requerem menos anestesia e promovem uma cura mais rápida em comparação com os métodos tradicionais. (Ferramentas tecnológicas em medicina dentária | Eventos globais | EUA | Europa | Médio Oriente, 2023) inclui "Lasers" na sua lista de avanços dentários.
- Abrasão a ar: Esta técnica utiliza um fluxo fino de ar e partículas abrasivas para remover a cárie dentária, muitas vezes sem necessidade de anestesia ou perfuração. É uma alternativa minimamente invasiva para tratar pequenas cáries e preparar os dentes para selantes.

Melhoria da experiência e do envolvimento dos doentes

Para além dos benefícios clínicos, os avanços tecnológicos melhoraram significativamente a experiência geral do paciente em medicina dentária.

- Comunicação e educação digitais: A marcação de consultas online, os formulários digitais dos pacientes e as opções de teledentistry tornaram o acesso aos cuidados dentários mais conveniente. Além disso, os dentistas podem utilizar ferramentas digitais, como câmaras intra-orais e simulações 3D, para educar os pacientes sobre a sua saúde oral e as opções de tratamento de forma mais eficaz.
- Conforto melhorado: Tecnologias como impressões digitais, medicina dentária a laser e abrasão a ar tornaram os procedimentos dentários mais confortáveis para os pacientes,

reduzindo a ansiedade e melhorando a satisfação geral.

Desafios e considerações

Embora os benefícios dos avanços tecnológicos na medicina dentária sejam inegáveis, é importante reconhecer os desafios e as considerações associadas à sua adoção:

- Custo: A implementação de novas tecnologias exige frequentemente um investimento financeiro significativo por parte dos consultórios dentários, o que pode constituir um obstáculo para alguns.
- Formação e educação: Os dentistas e o seu pessoal precisam de receber formação adequada para utilizarem as novas tecnologias de forma eficaz e segura. O desenvolvimento profissional contínuo é crucial para se manterem actualizados com os últimos avanços.
- Segurança e privacidade dos dados: À medida que a medicina dentária se torna cada vez mais digital, é fundamental garantir a segurança e a privacidade dos dados dos pacientes. Os consultórios dentários devem aderir a protocolos rigorosos de proteção de dados.

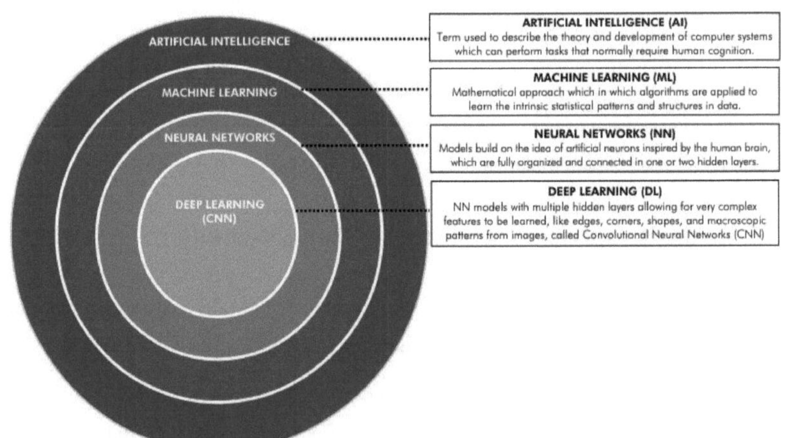

Hierarquia da IA

IA na saúde oral e imagiologia oral

O panorama dos cuidados de saúde está a sofrer uma profunda transformação, impulsionada pela rápida evolução e integração da inteligência artificial. A medicina dentária, uma área profundamente enraizada no diagnóstico visual e em procedimentos complexos, vai beneficiar imenso com esta revolução tecnológica. A IA, com a sua capacidade de analisar vastos conjuntos de dados, reconhecer padrões e fazer previsões, está preparada para revolucionar a saúde oral e a imagiologia oral, conduzindo a diagnósticos mais exactos, planos de tratamento personalizados e melhores resultados para os pacientes. Este ensaio irá aprofundar as aplicações multifacetadas da IA na saúde oral e na imagiologia oral, explorando o seu potencial para remodelar o futuro da medicina dentária.

IA na imagiologia oral: Transformar o diagnóstico e o planeamento do tratamento

A imagiologia oral constitui a pedra angular do diagnóstico e do planeamento do tratamento dentário. A IA está preparada para melhorar significativamente as capacidades das técnicas de imagiologia tradicionais, conduzindo a uma deteção mais precoce da doença, a diagnósticos mais precisos e a abordagens de tratamento personalizadas.

1. Deteção melhorada de cáries dentárias

A cárie dentária, uma das doenças crónicas mais prevalentes em todo o mundo, passa frequentemente despercebida nas suas fases iniciais. Estão a ser desenvolvidos sistemas alimentados por IA para analisar radiografias dentárias e outras modalidades de imagem com maior sensibilidade e especificidade do que o olho humano. (Mayta-Tovalino et al., 2023) afirma que "A aplicação da IA na saúde oral em medicina dentária preventiva é principalmente aplicada durante a deteção de cáries dentárias porque as estratégias de diagnóstico devem ser realizadas com a ajuda da IA". Estes sistemas podem:

- Identificar cáries em fase inicial: Os algoritmos de IA podem detetar alterações subtis na densidade e estrutura do esmalte, indicando a presença de cáries mesmo antes de estas serem visíveis a olho nu ou nas radiografias tradicionais.

- Diferenciar entre cáries e outras condições: A IA pode ajudar a distinguir entre cáries e outras condições que podem parecer semelhantes nas radiografias, como defeitos de desenvolvimento do esmalte, reduzindo o risco de diagnósticos incorrectos e intervenções desnecessárias.

- Prever o risco de cárie: Ao analisar os dados dos pacientes, incluindo hábitos alimentares, práticas de higiene oral e predisposições genéticas, os algoritmos de IA podem avaliar o risco de um indivíduo desenvolver cáries, permitindo medidas preventivas personalizadas.

2. **Avaliação e monitorização da doença periodontal**

A doença periodontal, uma doença inflamatória crónica que afecta as gengivas e as estruturas de suporte dos dentes, é uma das principais causas de perda de dentes nos adultos. A IA está a revelar-se valiosa tanto para o diagnóstico como para a monitorização desta doença prevalecente.

3. **Rastreio e deteção precoce do cancro oral**

O cancro oral é uma doença grave com uma elevada taxa de mortalidade, muitas vezes devido a um diagnóstico tardio. A IA tem o potencial de revolucionar o rastreio do cancro oral e melhorar as taxas de deteção precoce.

- Deteção e classificação de lesões: Os algoritmos de IA podem analisar imagens da cavidade oral, captadas com câmaras intra-orais ou dispositivos especializados, para identificar lesões suspeitas que possam indicar cancro oral. Estes sistemas podem distinguir entre lesões benignas e malignas com elevada precisão, reduzindo o número de biópsias desnecessárias.

- Análise de factores de risco: A IA pode analisar os dados do paciente, incluindo factores de estilo de vida, historial médico e predisposições genéticas, para avaliar o risco de um indivíduo desenvolver cancro oral. Isto permite esforços de rastreio direcionados e medidas preventivas personalizadas.

4. **Análise cefalométrica orientada por IA e planeamento do tratamento ortodôntico**

A análise cefalométrica, uma técnica utilizada em ortodontia para avaliar a relação entre os dentes, os maxilares e o crânio, envolve a recolha e análise de imagens de raios X da cabeça. A IA está a simplificar este processo e a melhorar o planeamento do tratamento em ortodontia.

- Identificação automatizada de pontos de referência: Os algoritmos de IA podem identificar e rotular automaticamente os pontos de referência cefalométricos em imagens de raios X, eliminando a necessidade de rastreio manual, que pode ser demorado e suscetível de erro humano.

- Previsão do resultado do tratamento: Ao analisar os dados cefalométricos e as caraterísticas do paciente, a IA pode prever o resultado provável de diferentes abordagens de tratamento ortodôntico, como aparelhos ortodônticos ou alinhadores transparentes. Isto permite aos ortodontistas desenvolver planos de tratamento personalizados com maior previsibilidade e eficiência.

- Simulações virtuais de tratamento: O software alimentado por IA pode criar simulações virtuais do movimento dos dentes de um paciente ao longo do tratamento ortodôntico. Isto permite que os pacientes visualizem os resultados esperados e tomem decisões mais informadas sobre o seu tratamento.

Processo de diagnóstico de múltiplas doenças dentárias do quadro de IA proposto em PRs.

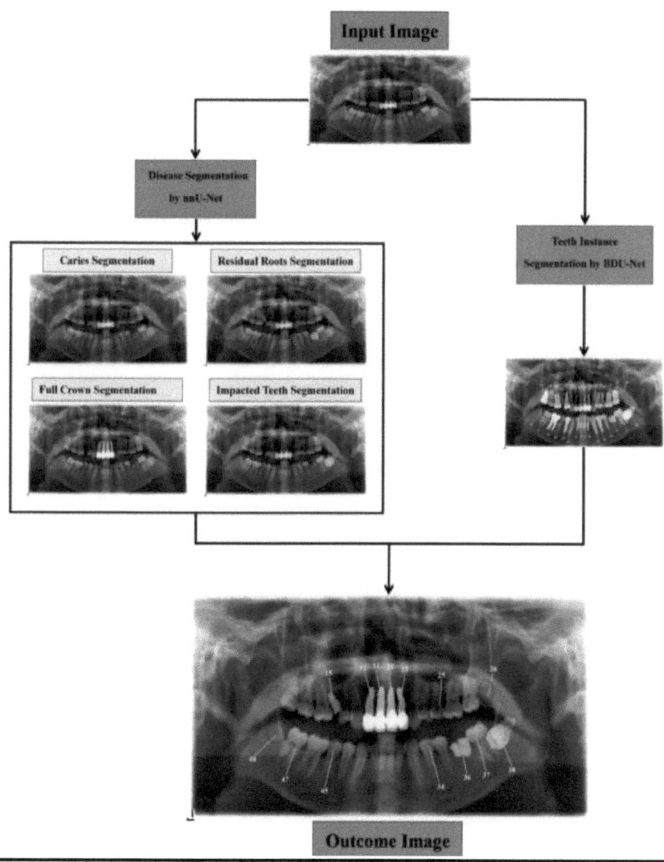

AI/AuI is used to identify anatomy and disease.

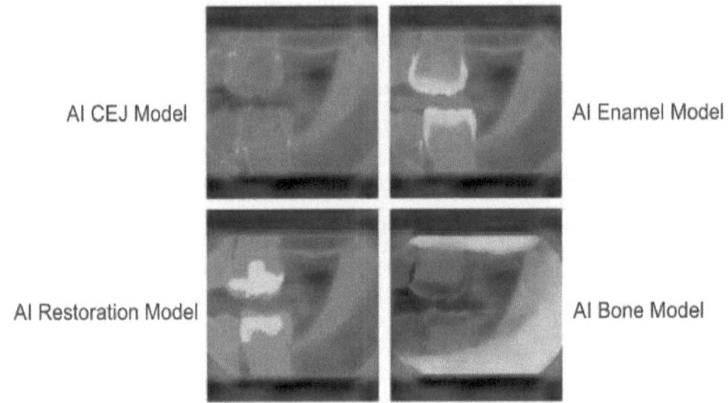

Modelos de visão por computador que identificam caraterísticas orais básicas

O painel ilustra imagens que estão a ser processadas por algoritmos de aprendizagem automática para detetar e prever vários achados de importância clínica destacados a amarelo.

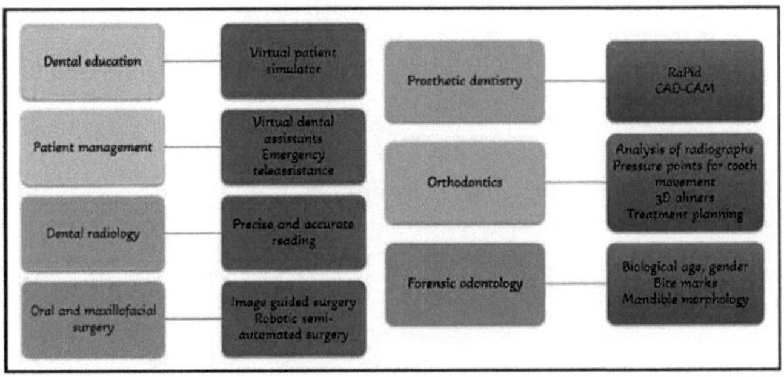

IA no scanner facial:

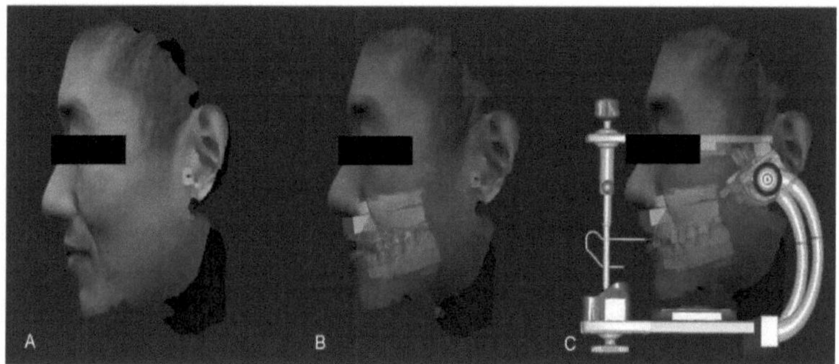

Fluxo de trabalho do doente virtual. Digitalização facial capturada (A), digitalização facial combinada com digitalização intra-oral

(B), digitalização facial e digitalização intra-oral montadas num articulador virtual (C)[102]

Os scanners faciais têm uma história rica em medicina dentária, tendo evoluído desde as primeiras aplicações na monitorização de deformidades faciais até às utilizações modernas na criação de modelos faciais 3D detalhados para planeamento de tratamentos. Existem quatro métodos de digitalização principais: fotogrametria, estereofotogrametria, digitalização de luz estruturada e digitalização a laser, cada um com vantagens e limitações únicas. A precisão dos scanners faciais é medida em micrómetros, atingindo normalmente valores de desvio clinicamente aceitáveis entre 140 e 1330 μm e com uma média de cerca de 500 μm. A tecnologia de digitalização facial permite a criação de pacientes virtuais, combinando dados faciais, intra-orais e de CBCT, melhorando o diagnóstico e o planeamento do tratamento. As aplicações avançadas dos scanners faciais incluem o desenho digital de sorrisos que proporciona uma visualização em 3D das alterações estéticas, melhorando a comunicação entre o doente e o profissional de medicina dentária. Os scanners faciais estão a ser avaliados como ferramentas de diagnóstico inovadoras para a apneia obstrutiva do sono, produzindo resultados mais eficientes em comparação com os métodos tradicionais, como a polissonografia. A potencial integração da inteligência artificial e da aprendizagem automática com a tecnologia de digitalização facial promete simplificar e melhorar os fluxos de trabalho dos procedimentos nos consultórios dentários.

IA e prevenção dos traumatismos dentários

Os traumatismos dentários, que englobam lesões nos dentes, gengivas e estruturas de suporte, representam uma preocupação significativa em termos de saúde pública, particularmente entre crianças e adolescentes. Embora as medidas preventivas tradicionais, como os protectores bucais e as campanhas educativas, se tenham revelado algo eficazes, o aparecimento da inteligência artificial oferece novas vias promissoras para atenuar os riscos de traumatismo dentário. Este ensaio irá explorar as formas multifacetadas como a IA pode contribuir para a prevenção do traumatismo dentário, desde a identificação de indivíduos em risco até ao desenvolvimento de intervenções personalizadas e à melhoria da conceção de equipamentos de segurança.

1. Identificação de pessoas em risco: análise preditiva para prevenção

Um dos contributos mais significativos da IA para a prevenção de traumatismos dentários reside na sua capacidade de identificar indivíduos em maior risco. Ao tirar partido dos algoritmos de aprendizagem automática e de vastos conjuntos de dados, a IA pode analisar vários factores e prever a probabilidade de lesões dentárias.

- Analisar o historial médico e dentário: A IA pode analisar os registos de saúde electrónicos, identificando padrões e factores de risco associados a traumas dentários anteriores, tais como determinadas condições médicas, medicamentos ou caraterísticas comportamentais.

- Avaliação do estilo de vida e dos factores ambientais: A informação sobre escolhas de estilo de vida, actividades desportivas, ocupação e factores socioeconómicos pode ser analisada para avaliar os níveis de risco. Por exemplo, os indivíduos que participam em desportos de contacto ou que vivem em zonas com taxas de criminalidade mais elevadas podem ser assinalados como de risco mais elevado.

- Análise da Predisposição Genética: A investigação emergente sugere uma potencial componente genética para a suscetibilidade ao traumatismo dentário. A IA pode analisar dados genéticos para identificar indivíduos com uma maior predisposição para traumatismos dentários, permitindo uma intervenção precoce e medidas preventivas personalizadas.

2. Intervenções personalizadas: Adaptação das estratégias de prevenção

A IA facilita a passagem de campanhas de prevenção genéricas para intervenções personalizadas adaptadas aos perfis de risco individuais. Esta abordagem direcionada garante que as medidas preventivas são mais eficazes e relevantes para aqueles que mais precisam delas.

- Design e recomendações de protetores bucais personalizados: Os sistemas alimentados por IA podem analisar impressões dentárias, padrões de mordida e dados de impacto específicos do desporto para conceber protecções bucais personalizadas que ofereçam uma proteção óptima. Estes sistemas também podem recomendar o tipo de protetor bucal mais adequado com base no perfil de risco e no nível de atividade de um indivíduo.

- Programas educativos direcionados: A IA pode ajudar a desenvolver e fornecer programas educativos adaptados a grupos etários específicos, factores de risco e estilos de aprendizagem. Isto assegura que a informação sobre a prevenção de traumatismos dentários é cativante, facilmente compreendida e tem impacto no público-alvo.

- Intervenções comportamentais: As aplicações alimentadas por IA e os dispositivos portáteis podem monitorizar a atividade física, fornecer feedback em tempo real e incentivar práticas mais seguras durante a prática de desportos ou outras actividades de alto risco. Estas intervenções podem promover mudanças comportamentais que reduzem a probabilidade de lesões dentárias.

3. Melhorar a conceção dos equipamentos de segurança: Inovação baseada em dados

A IA não se limita a identificar os riscos e a adaptar as intervenções; também pode impulsionar a inovação na conceção e desenvolvimento de equipamento de segurança para minimizar o impacto do traumatismo dentário.

- Protectores bucais inteligentes com sensores de impacto: Os algoritmos de IA podem ser integrados em protectores bucais equipados com sensores de impacto. Estes protectores bucais inteligentes podem detetar a força e o local do impacto, transmitindo dados em tempo real para um dispositivo ligado. Esta informação pode ajudar a avaliar a gravidade de potenciais lesões, alertar os profissionais médicos, se necessário, e fornecer dados valiosos para a investigação sobre a prevenção de lesões.

- Melhoria do design e do acolchoamento do capacete: A IA pode analisar dados de impacto de lesões dentárias relacionadas com o desporto para identificar áreas de vulnerabilidade e otimizar o design do capacete. Esta abordagem baseada em dados pode levar a capacetes com melhor proteção facial e absorção de impacto, reduzindo o risco de traumatismo dentário.

- Formação em realidade virtual para a prevenção de lesões: As simulações de RV alimentadas por IA podem criar cenários realistas de potenciais situações de lesões dentárias. Estas simulações podem dar formação a atletas, treinadores e até a equipas de emergência sobre técnicas adequadas para prevenir e gerir traumatismos dentários.

AI AJUDA A COMPREENDER MELHOR A RECONSTRUÇÃO 3D EM COMPARAÇÃO COM A RECONSTRUÇÃO CONVENCIONAL

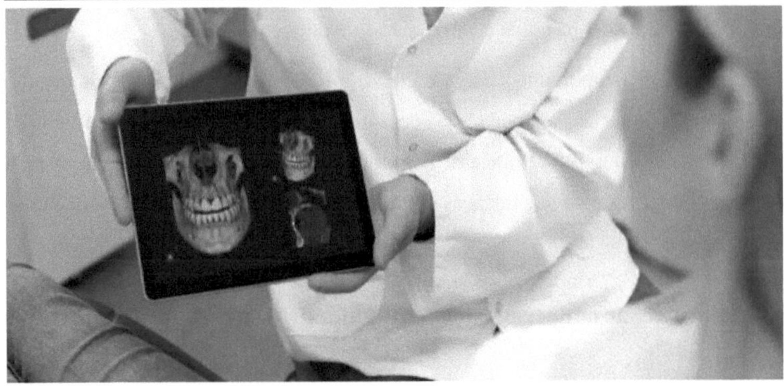

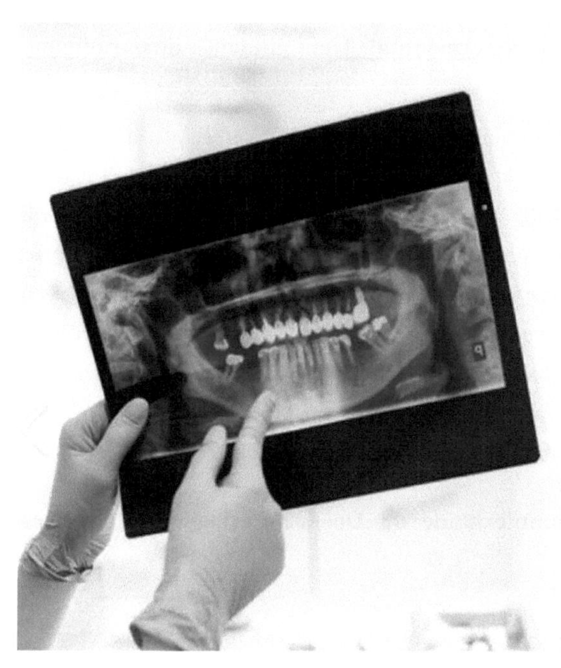

IA na avaliação do risco periodontal: Uma mudança de paradigma nos cuidados de saúde oral

A doença periodontal, uma condição inflamatória crónica que afecta os tecidos que suportam os dentes, representa um encargo significativo para a saúde a nível mundial. Os métodos tradicionais de avaliação de risco, embora valiosos, dependem frequentemente de avaliações clínicas subjectivas e podem não captar totalmente a complexa interação de factores que contribuem para o desenvolvimento da doença. O advento da inteligência artificial está a revolucionar a avaliação do risco periodontal, oferecendo oportunidades sem precedentes para a deteção precoce, intervenções personalizadas e melhores resultados de tratamento. Este ensaio investiga as aplicações multifacetadas da IA na avaliação do risco periodontal, destacando o seu potencial para transformar os cuidados de saúde oral.

1. Desvendar a Complexidade da Doença Periodontal: Um Desafio Multifatorial

A doença periodontal, que engloba a gengivite (inflamação da gengiva) e a periodontite (doença avançada da gengiva), resulta de uma interação complexa de predisposição genética, factores ambientais e escolhas de estilo de vida. Os modelos tradicionais de avaliação do risco centram-se frequentemente em sinais clínicos facilmente observáveis, como a acumulação de placa bacteriana, a hemorragia à sondagem e a profundidade das bolsas periodontais. Embora estes factores forneçam informações valiosas, representam apenas um instantâneo de um processo de doença dinâmico e multifacetado.

- Predisposição genética: A investigação identificou genes específicos associados a uma maior suscetibilidade à doença periodontal. Estes genes influenciam as respostas imunitárias, as vias inflamatórias e a composição do microbioma oral, desempenhando todos eles papéis cruciais na patogénese da doença.

- Factores ambientais: O tabagismo, um dos principais factores de risco da doença periodontal, prejudica o fluxo sanguíneo para os tecidos gengivais, dificulta a cicatrização e aumenta o risco de infeção. Outros factores ambientais, como a poluição do ar e a exposição a determinados produtos químicos, também podem contribuir para o desenvolvimento da doença.

- Escolhas de estilo de vida: Uma má higiene oral, uma dieta rica em açúcar e alimentos processados e o stress podem ter um impacto negativo na saúde oral e aumentar o risco de doença periodontal. Por outro lado, uma dieta equilibrada, exercício regular e técnicas de gestão do stress podem promover a saúde oral e reduzir o risco de doença.

2. IA: uma ferramenta poderosa para desvendar os factores de risco periodontal

A IA, com a sua capacidade de analisar vastos conjuntos de dados e identificar padrões complexos, oferece uma ferramenta poderosa para desvendar a intrincada rede de factores que contribuem para o risco de doença periodontal. Ao tirar partido dos algoritmos de aprendizagem automática, a IA pode integrar dados de várias fontes, incluindo registos clínicos, perfis genéticos, inquéritos sobre o estilo de vida e até dados de imagiologia, para gerar avaliações de risco abrangentes e personalizadas.

- Integração e análise de dados: A IA é excelente na integração e análise de dados de fontes diferentes, identificando correlações e padrões subtis que podem não ser aparentes para os observadores humanos. Esta capacidade de ligar os pontos em vários pontos de dados fornece uma compreensão mais holística do perfil de risco periodontal de um indivíduo.

- Modelação preditiva: Os algoritmos de aprendizagem automática podem ser treinados em grandes conjuntos de dados de informações de pacientes, incluindo dados clínicos, marcadores genéticos, factores de estilo de vida e resultados de doenças. Estes modelos treinados podem então prever a probabilidade de um indivíduo desenvolver doença periodontal, permitindo uma intervenção precoce e medidas preventivas personalizadas.

- Estratificação do risco: A IA pode estratificar os indivíduos em diferentes categorias de risco com base nos seus perfis de risco únicos. Isto permite aos profissionais de medicina dentária adaptarem os planos de tratamento e as estratégias preventivas às necessidades específicas de cada paciente, optimizando a atribuição de recursos e melhorando os resultados globais.

3. Aplicações com recurso a IA na avaliação do risco periodontal

As aplicações da IA na avaliação do risco periodontal vão muito além da simples previsão da probabilidade de doença. As ferramentas alimentadas por IA estão a transformar vários aspetos dos cuidados periodontais, desde a deteção e diagnóstico precoces até ao planeamento personalizado do tratamento e à educação do paciente.

3.1. Deteção e diagnóstico precoces: identificação de sinais subtis e previsão da progressão da doença

A deteção precoce da doença periodontal é crucial para evitar danos irreversíveis nos tecidos das gengivas e no osso de suporte. Os algoritmos de IA podem analisar dados clínicos, imagens radiográficas e até biomarcadores salivares para identificar sinais subtis de atividade da doença que podem não ser imediatamente visíveis durante os exames de rotina.

- Análise automatizada de imagens: O software alimentado por IA pode analisar radiografias dentárias para detetar alterações subtis na densidade óssea e outros indicadores precoces de doença periodontal. Esta análise automatizada pode ajudar os profissionais de medicina dentária a efetuar diagnósticos mais precisos e a iniciar intervenções atempadas.

- Análise de biomarcadores salivares: A saliva contém uma grande quantidade de informações sobre a saúde oral, incluindo biomarcadores associados à inflamação e à doença periodontal. Os algoritmos de IA podem analisar amostras salivares para identificar estes biomarcadores, fornecendo uma medida objetiva da atividade e do risco da doença.

- Previsão da progressão da doença: Ao analisar dados longitudinais, incluindo medições clínicas, histórico de tratamento e factores de estilo de vida, os modelos de IA podem prever a probabilidade de progressão da doença em doentes individuais. Esta informação é valiosa para adaptar os planos de tratamento e monitorizar os doentes com maior risco de complicações.

3.2. Planeamento de tratamento personalizado: Adaptação das intervenções às necessidades individuais

A IA permite que os profissionais de medicina dentária se afastem de uma abordagem única ao tratamento periodontal, adaptando as intervenções ao perfil de risco e às necessidades únicas de cada paciente. Esta abordagem personalizada optimiza os resultados do tratamento e melhora a satisfação do paciente.

- Recomendações de tratamento com base no risco: Os algoritmos de IA podem gerar recomendações de tratamento personalizadas com base nos factores de risco de um indivíduo, na gravidade da doença e nos objectivos do tratamento. Isso garante que os pacientes recebam as intervenções mais adequadas e eficazes

- Previsão da resposta ao tratamento: Os modelos de IA podem prever a forma como os pacientes individuais são susceptíveis de responder a diferentes modalidades de tratamento, tais como destartarização e alisamento radicular, medicação ou cirurgia. Isto permite aos profissionais de medicina dentária selecionar a abordagem de tratamento mais eficaz para cada paciente, minimizando intervenções desnecessárias e maximizando o sucesso do tratamento.

- Monitorização do progresso do tratamento: As ferramentas alimentadas por IA podem acompanhar o progresso do tratamento ao longo do tempo, identificando os pacientes que não estão a responder como esperado e alertando os profissionais de medicina dentária para a necessidade de ajustes no plano de tratamento. Esta abordagem proactiva ajuda a garantir resultados ideais e minimiza o risco de recorrência da doença.

3.3. Capacitar os doentes através da educação e do envolvimento

A IA tem o potencial de capacitar os pacientes para assumirem um papel ativo na gestão da sua saúde oral, conduzindo a melhores resultados a longo prazo. As ferramentas baseadas em IA podem fornecer educação personalizada, monitorizar hábitos de higiene oral e oferecer recomendações personalizadas para melhorar a saúde oral.

- Educação personalizada sobre saúde oral: As plataformas alimentadas por IA podem fornecer conteúdo educacional personalizado aos pacientes, explicando os seus factores de risco individuais, a importância de uma boa higiene oral e os benefícios das modificações no estilo de vida. Esta abordagem personalizada melhora a compreensão do paciente e incentiva a participação ativa nos seus cuidados orais.

- Monitorização inteligente da higiene oral: As escovas de dentes e as aplicações móveis com IA podem monitorizar os hábitos de escovagem, fornecendo feedback e encorajamento aos pacientes. Estes dados em tempo real ajudam os indivíduos a melhorar as suas rotinas de higiene oral e a manter um controlo ideal da placa bacteriana.

- Recomendações e lembretes personalizados: Os algoritmos de IA podem analisar os dados do paciente, incluindo hábitos de higiene oral, ingestão alimentar e histórico de consultas, para fornecer recomendações e lembretes personalizados. Esta abordagem proactiva ajuda os pacientes a manterem-se no caminho certo com os seus cuidados orais e a tomarem decisões informadas sobre a sua saúde.

4. O futuro da IA na avaliação do risco periodontal: Um olhar sobre as possibilidades

O campo da IA na avaliação do risco periodontal está a evoluir rapidamente, com novas aplicações e avanços a surgirem constantemente. À medida que a tecnologia de IA continua a amadurecer, podemos esperar mudanças ainda mais transformadoras na forma como diagnosticamos, tratamos e gerimos a doença periodontal.

- Integração com registos de saúde electrónicos: A integração perfeita de ferramentas de avaliação do risco periodontal alimentadas por IA com registos de saúde electrónicos irá simplificar a partilha de dados, melhorar a tomada de decisões clínicas e facilitar as iniciativas de gestão da saúde da população.

- Desenvolvimento de novas ferramentas de diagnóstico: Os algoritmos de IA continuarão a impulsionar o desenvolvimento de novas ferramentas de diagnóstico, tais como dispositivos de ponto de atendimento para análise de biomarcadores salivares e técnicas avançadas de imagiologia para deteção precoce de doenças.

- Medicina de precisão em periodontia: A IA desempenhará um papel fundamental no avanço da medicina de precisão em periodontia, permitindo o desenvolvimento de terapias direcionadas com base na composição genética de um indivíduo, na composição do microbioma oral e noutros factores personalizados.

A integração da IA na avaliação do risco periodontal marca uma mudança de paradigma nos cuidados de saúde oral. Ao aproveitar o poder da IA, podemos ir além das abordagens tradicionais e reactivas à gestão da doença periodontal e abraçar um futuro de cuidados proactivos, personalizados e preventivos. À medida que a tecnologia de IA continua a avançar, podemos esperar aplicações ainda mais inovadoras que transformarão ainda mais o campo da periodontia, melhorando os resultados dos pacientes e melhorando a saúde oral em todo o mundo.

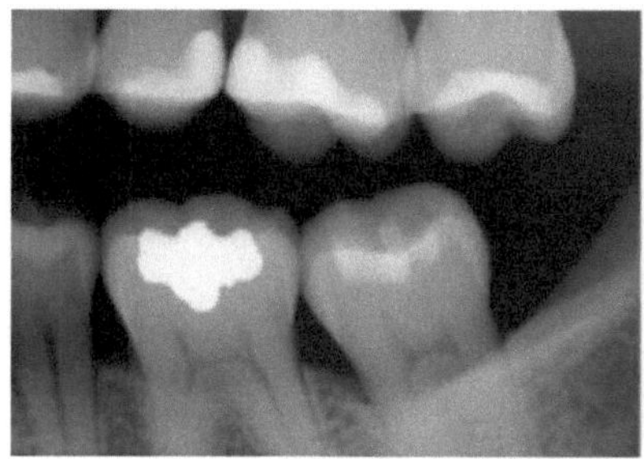

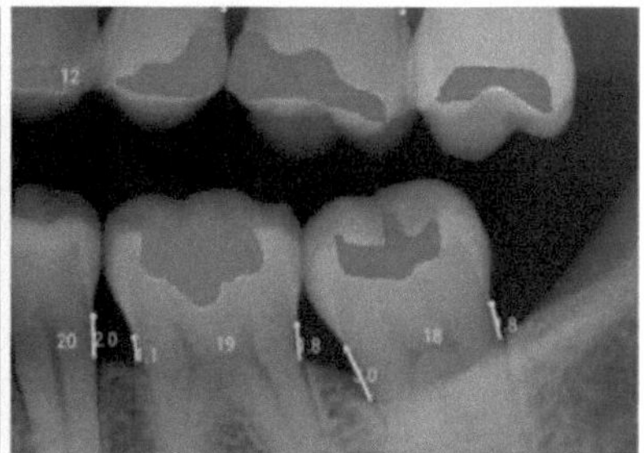

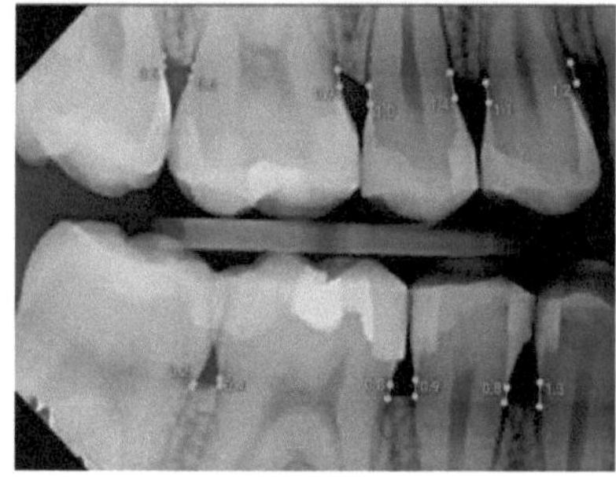

Radiografia de asa de mordida

Nível ósseo medido desde a JCE até à crista óssea alveolar, sem resultados apresentados em milímetros. Também são visualizados modelos adicionais para detetar o número do dente, a superfície e as restaurações associadas. A imagem inferior indica a perda do nível ósseo com um nível estimado em milímetros.

Exemplos de medidas, cálculos e análises relevantes para os cuidados clínicos que podem ser obtidos através da IA aplicada às imagens

Measures	Calculations	Analysis
Severity and extent of inflammation	Rate of bone loss	Likelihood of a diagnosis of periodontitis
Pocket depth	Number of extracted teeth	Likelihood of risk for a periodontitis for its natural history
Clinical attachment level	Crown to root ratio	Likelihood of a prognosis for the natural history of periodontitis
Gingival margin from CEJ	Percent bone support	Effectiveness of treatment to prevent bone loss
Attached gingiva	Percent bone loss	Likelihood of proposed treatment to prevent bone loss
Gingival thickness	Surface area of bone support	

Inteligência Artificial e Prevenção de Cáries: Uma nova era nos cuidados de saúde oral

A cárie dentária, vulgarmente conhecida como cárie dentária ou cavidades, continua a ser um problema de saúde global prevalecente, afectando milhões de pessoas e tendo impacto no bem-estar geral. As estratégias tradicionais de prevenção da cárie, embora valiosas, muitas vezes não conseguem lidar com a natureza multifatorial da doença. O surgimento da inteligência artificial está a revolucionar a prevenção da cárie, oferecendo oportunidades sem precedentes para a deteção precoce, intervenções personalizadas e melhores resultados de saúde oral. Este ensaio analisa as aplicações multifacetadas da IA na prevenção da cárie, destacando o seu potencial para transformar os cuidados de saúde oral.

1. Compreender a complexidade da cárie: Um Desafio Multifatorial

A cárie dentária resulta de uma interação complexa de factores, incluindo a presença de bactérias cariogénicas, hábitos alimentares, práticas de higiene oral e suscetibilidade individual. Os modelos tradicionais de avaliação do risco de cárie baseiam-se frequentemente em exames clínicos, avaliando factores como a acumulação de placa bacteriana, a ingestão de açúcar na dieta e a exposição ao flúor. Embora estes factores forneçam informações valiosas, representam apenas um instantâneo de um processo de doença dinâmico e multifacetado.

- Bactérias Cariogénicas: Certas bactérias, principalmente *Streptococcus mutans* e espécies de *Lactobacillus*, desempenham um papel crucial no desenvolvimento da cárie. Estas bactérias metabolizam os açúcares dos alimentos e das bebidas, produzindo ácidos que corroem o esmalte dos dentes, levando à desmineralização e à formação de cáries.

- Hábitos alimentares: O consumo frequente de alimentos e bebidas açucarados fornece uma fonte de energia prontamente disponível para as bactérias cariogénicas, alimentando a produção de ácido e aumentando o risco de cáries. A frequência e a forma de consumo de açúcar são mais importantes do que a quantidade total consumida.

- Práticas de higiene oral: As práticas de higiene oral eficazes, incluindo a escovagem regular com pasta dentífrica com flúor e o uso de fio dentário, são essenciais para remover a placa bacteriana, controlar o crescimento bacteriano e promover a remineralização do esmalte dos dentes.

- Suscetibilidade individual: Factores como a morfologia do dente, o fluxo e a composição da saliva e a exposição ao flúor durante o desenvolvimento do dente podem influenciar a suscetibilidade de um indivíduo à cárie.

2. IA: uma ferramenta poderosa para desvendar os factores de risco de cárie

A IA, com a sua capacidade de analisar vastos conjuntos de dados e identificar padrões complexos, oferece uma ferramenta poderosa para desvendar a intrincada rede de factores que contribuem para o risco de cárie. Ao tirar partido dos algoritmos de aprendizagem automática, a IA pode integrar dados de várias fontes, incluindo registos clínicos, informação dietética, hábitos de higiene oral e até perfis genéticos, para gerar avaliações de risco de cárie abrangentes e personalizadas.

- Integração e análise de dados: A IA é excelente na integração e análise de dados de fontes diferentes, identificando correlações e padrões subtis que podem não ser aparentes para os observadores humanos. Esta capacidade de ligar os pontos em vários pontos de dados fornece uma compreensão mais holística do perfil de risco de cárie de um indivíduo.
- Modelação preditiva: Os algoritmos de aprendizagem automática podem ser treinados em grandes conjuntos de dados de informação do paciente, incluindo dados clínicos, hábitos alimentares, práticas de higiene oral e experiência de cáries. Estes modelos treinados podem então prever a probabilidade de um indivíduo desenvolver cáries no futuro, permitindo uma intervenção precoce e medidas preventivas personalizadas.
- Estratificação do risco: A IA pode estratificar os indivíduos em diferentes categorias de risco com base nos seus perfis de risco únicos. Isto permite que os profissionais de medicina dentária adaptem os planos de tratamento e as estratégias preventivas às necessidades específicas de cada paciente, optimizando a atribuição de recursos e melhorando os resultados globais.

3. Aplicações alimentadas por IA na prevenção da cárie

As aplicações da IA na prevenção da cárie vão muito além da simples previsão do risco de cárie. As ferramentas alimentadas por IA estão a transformar vários aspectos dos cuidados de saúde oral, desde a deteção e diagnóstico precoces até ao planeamento personalizado do tratamento e à educação do paciente.

3.1. Deteção e Diagnóstico Precoce: Identificar Sinais Subtis e Prever a Progressão da Cárie

A deteção precoce de cáries é crucial para evitar danos irreversíveis na estrutura dentária e minimizar a necessidade de procedimentos dentários invasivos. Os algoritmos de IA podem analisar dados clínicos, imagens radiográficas e até imagens intra-orais para identificar sinais subtis de atividade de cárie que podem não ser imediatamente visíveis durante os exames de rotina.

- Análise automatizada de imagens: O software alimentado por IA pode analisar radiografias dentárias e imagens intra-orais para detetar sinais precoces de desmineralização, mesmo antes de as cáries serem clinicamente visíveis. Esta análise automatizada pode ajudar os profissionais de medicina dentária a efetuar diagnósticos mais precisos e a iniciar intervenções atempadas.

- Previsão da progressão da cárie: Ao analisar dados longitudinais, incluindo medições clínicas, hábitos alimentares, práticas de higiene oral e experiência anterior de cárie, os modelos de IA podem prever a probabilidade de progressão da cárie em pacientes individuais. Esta informação é valiosa para adaptar os planos de tratamento e monitorizar os pacientes com maior risco de desenvolver novas cáries.

3.2. Planeamento de tratamento personalizado: Adaptação das intervenções às necessidades individuais

A IA permite que os profissionais de medicina dentária se afastem de uma abordagem única à prevenção de cáries, adaptando as intervenções ao perfil de risco e às necessidades únicas de cada paciente. Esta abordagem personalizada optimiza os resultados do tratamento e melhora a satisfação do paciente.

- Recomendações de tratamento com base no risco: Os algoritmos de IA podem gerar recomendações de tratamento personalizadas com base nos factores de risco de um indivíduo, na atividade de cárie e nos hábitos de higiene oral. Isto assegura que os pacientes recebem as intervenções mais adequadas e eficazes, tais como tratamentos com flúor, selantes dentários ou aconselhamento dietético.

- Previsão da resposta ao tratamento: Os modelos de IA podem prever a forma como os pacientes individuais são susceptíveis de responder a diferentes modalidades de tratamento, como a terapia com flúor, selantes dentários ou modificações dietéticas. Isto permite aos profissionais de medicina dentária selecionar a abordagem de tratamento mais eficaz para cada paciente, maximizando o sucesso do tratamento e minimizando as intervenções desnecessárias.

- Monitorização inteligente da higiene oral: As escovas de dentes com IA e as aplicações móveis podem monitorizar os hábitos de escovagem, fornecendo feedback em tempo real e recomendações personalizadas para melhoria. Esta abordagem baseada em dados permite que os pacientes assumam o controlo da sua higiene oral e façam mudanças positivas nas suas rotinas diárias.

3.3. Capacitar os doentes através da educação e do envolvimento

A IA tem o potencial de capacitar os pacientes para se tornarem participantes activos nos seus cuidados de saúde oral, promovendo um sentido de propriedade e responsabilidade pela manutenção de uma boa saúde oral. As ferramentas alimentadas por IA podem fornecer educação personalizada, monitorizar hábitos de higiene oral e oferecer recomendações adaptadas para melhorar a saúde oral.

- Educação personalizada sobre saúde oral: As plataformas alimentadas por IA podem fornecer conteúdo educacional personalizado aos pacientes, explicando os seus factores de risco individuais, a importância de uma boa higiene oral e os benefícios das modificações no estilo de vida. Esta abordagem personalizada melhora a compreensão do paciente e incentiva a participação ativa nos seus cuidados orais.

- Ferramentas de aprendizagem interactivas: Os chatbots e assistentes virtuais alimentados por IA podem responder a perguntas dos pacientes, fornecer orientação sobre técnicas de higiene oral e oferecer dicas personalizadas para a prevenção de cáries. Estas ferramentas interactivas tornam a informação sobre saúde oral mais acessível e envolvente para pacientes de todas as idades.

- Apoio motivacional e lembretes: Os algoritmos de IA podem analisar os dados dos pacientes, incluindo hábitos de higiene oral, ingestão alimentar e histórico de consultas, para fornecer lembretes personalizados e apoio motivacional. Esta abordagem proactiva ajuda os pacientes a manterem-se no caminho certo com os seus objectivos de cuidados orais e a fazerem escolhas saudáveis para os seus dentes.

4. A IA e o futuro da prevenção da cárie: Uma mudança de paradigma nos cuidados de saúde oral

A integração da IA na prevenção da cárie representa uma mudança de paradigma nos cuidados de saúde oral, passando de uma abordagem reactiva e centrada no tratamento para um modelo proactivo e orientado para a prevenção. À medida que a tecnologia de IA continua a evoluir, podemos antecipar aplicações ainda mais transformadoras que irão aumentar ainda mais a nossa capacidade de prevenir a cárie e melhorar os resultados da saúde oral.

- Prevenção de precisão: A IA desempenhará um papel fundamental no avanço da prevenção de precisão em medicina dentária, permitindo o desenvolvimento de intervenções direcionadas com base na composição genética de um indivíduo, na composição do microbioma oral e noutros factores personalizados. Esta abordagem individualizada irá otimizar as estratégias de prevenção da cárie e melhorar os resultados a longo prazo.

- Materiais dentários inteligentes: A IA está a contribuir para o desenvolvimento de materiais dentários inteligentes, tais como materiais de restauração bioactivos que libertam flúor ou agentes antimicrobianos em resposta a alterações no ambiente oral. Estes materiais inovadores têm o potencial de prevenir a recorrência de cáries e promover a saúde oral a longo prazo.

- Gestão da saúde da população: As ferramentas alimentadas por IA podem analisar grandes conjuntos de dados de informações de pacientes para identificar tendências, padrões e factores de risco de cáries a nível populacional. Esta informação é valiosa para o desenvolvimento de intervenções de saúde pública direcionadas, para a atribuição eficaz de recursos e para a melhoria dos resultados de saúde oral em comunidades inteiras.

5. Para além do horizonte: Tendências emergentes e direcções futuras

O campo da IA na prevenção de cáries está a evoluir rapidamente, com novas aplicações e avanços a surgirem constantemente. À medida que a tecnologia de IA continua a amadurecer, podemos esperar mudanças ainda mais transformadoras na forma como abordamos os cuidados de saúde oral.

- Integração de dados multiómicos: Os futuros modelos de IA integrarão dados de vários campos "ómicos", como a genómica, a proteómica e a metabolómica, para obter uma compreensão mais profunda da complexa interação entre os factores do hospedeiro, a composição do microbioma oral e a suscetibilidade à cárie. Esta abordagem holística abrirá caminho para estratégias de prevenção da cárie altamente personalizadas.

- Dispositivos de diagnóstico com IA: O desenvolvimento de dispositivos de diagnóstico portáteis e com IA irá revolucionar a deteção de cáries, permitindo o diagnóstico no local de atendimento e a avaliação de risco em tempo real. Estes dispositivos permitirão aos profissionais de medicina dentária tomar decisões informadas e iniciar intervenções atempadas.

- Realidade virtual e realidade aumentada na prevenção de cáries: As tecnologias de realidade virtual e de realidade aumentada, alimentadas por IA, transformarão a educação e o envolvimento dos pacientes. As simulações de RV podem proporcionar experiências imersivas que melhoram a compreensão das técnicas de higiene oral, enquanto as aplicações de RA podem sobrepor feedback em tempo real sobre os hábitos de escovagem, tornando os cuidados orais mais interactivos e envolventes.

A integração da IA na prevenção da cárie é muito promissora para transformar os cuidados de saúde oral, capacitando tanto os profissionais de medicina dentária como os pacientes para alcançarem resultados óptimos em termos de saúde oral. À medida que a tecnologia de IA continua a avançar, podemos esperar um futuro em que a cárie já não seja um problema de saúde pública prevalecente, mas sim uma condição evitável e controlável.

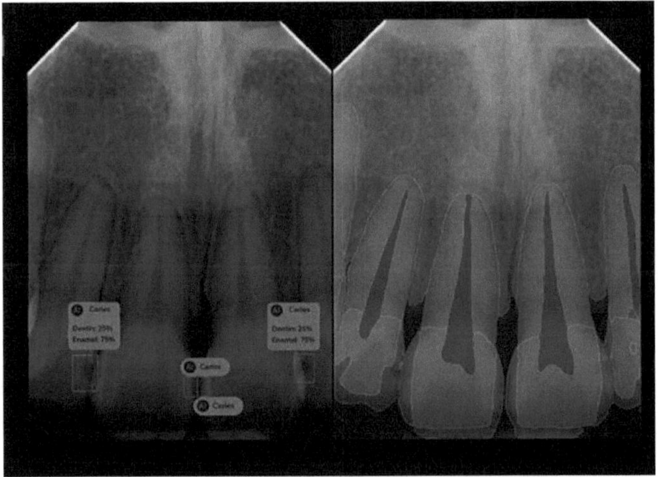

Detecções de cáries e segmentações de peças dentárias activadas por IA, fornecidas por uma interface de radiologia de IA em tempo real do lado da cadeira

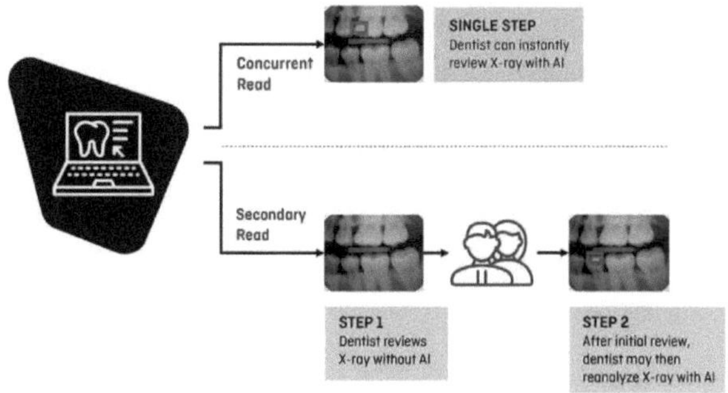

Duas metodologias utilizadas na IA de imagiologia

IA na deteção de cáries na primeira infância

Reconhecimento e análise de imagens

A inteligência artificial está a revolucionar o panorama da deteção de cáries na primeira infância, oferecendo uma precisão e eficiência sem precedentes na identificação e diagnóstico desta doença infantil prevalecente. No centro desta transformação está a proeza da IA no reconhecimento e análise de imagens.

Os métodos tradicionais de deteção de CCE, principalmente o exame visual e as radiografias, são increntemente subjectivos e propensos a erros humanos. Os sistemas alimentados por IA, por outro lado, utilizam algoritmos sofisticados para analisar imagens dentárias com uma precisão notável. Estes algoritmos são treinados em vastos conjuntos de dados de imagens dentárias marcadas, permitindo-lhes discernir padrões subtis e anomalias indicativas de CCE que podem escapar ao olho humano.

Redes Neuronais Convolucionais

No centro das capacidades de reconhecimento de imagem da IA estão as Redes Neuronais Convolucionais, uma classe de algoritmos de aprendizagem profunda especificamente concebidos para a análise de imagens. As CNN são excelentes na identificação de hierarquias espaciais nas imagens, o que lhes permite reconhecer caraterísticas e padrões complexos. No contexto da deteção de CCE, as CNN podem ser treinadas para identificar:

- Desmineralização: Um dos sinais mais precoces da CCE é a desmineralização do esmalte dentário, aparecendo frequentemente como lesões de manchas brancas. As CNNs podem ser treinadas para detetar estas alterações subtis na opacidade do esmalte, permitindo a deteção e intervenção precoces.

- Formação de cavidades: À medida que a CCE progride, leva à formação de cavidades. As CNNs podem analisar imagens dentárias para identificar a forma, o tamanho e a localização das cavidades, ajudando no diagnóstico preciso e no planeamento do tratamento.

- Materiais de restauração: Os algoritmos de IA também podem ser treinados para diferenciar entre estrutura dentária saudável, lesões cariosas e materiais de restauração, garantindo uma avaliação exacta das restaurações dentárias.

Aprendizagem profunda e aprendizagem por transferência

A eficácia da IA na deteção de CCE é ainda reforçada pelas técnicas de aprendizagem profunda, nomeadamente a aprendizagem por transferência. A aprendizagem profunda permite que os modelos de IA aprendam representações complexas a partir de grandes quantidades de dados. A aprendizagem por transferência, por outro lado, permite que estes modelos apliquem os conhecimentos adquiridos numa tarefa a outra tarefa relacionada.

No contexto da deteção de CCE, os modelos CNN pré-treinados, originalmente treinados em conjuntos de dados de imagens maciças, podem ser aperfeiçoados utilizando conjuntos de dados mais pequenos de imagens dentárias. Esta abordagem reduz significativamente a quantidade de dados e recursos computacionais necessários para treinar modelos de deteção de CCE altamente precisos.

Ferramentas de diagnóstico alimentadas por IA

A integração da IA nos diagnósticos dentários levou ao desenvolvimento de ferramentas inovadoras que estão a transformar a forma como o CEC é detectado e gerido.

Aplicações baseadas em smartphones

As aplicações baseadas em smartphones equipadas com algoritmos de IA estão a emergir como ferramentas poderosas para o rastreio da CEC, particularmente em ambientes com recursos limitados. Estas aplicações utilizam a câmara do smartphone para captar imagens dentárias, que são depois analisadas por algoritmos de IA para detetar sinais de CEC.

A portabilidade, o preço acessível e a facilidade de utilização das aplicações baseadas em smartphones tornam-nas ideais para o rastreio generalizado, aumentando potencialmente o acesso à deteção e intervenção precoces para populações carenciadas.

Software de deteção automatizada de cáries

As soluções de software alimentadas por IA estão a ser integradas nos consultórios dentários para automatizar e melhorar a deteção de cáries. Estes programas de software analisam imagens dentárias digitais, tais como radiografias e fotografias intra-orais, para identificar e destacar áreas de potenciais cáries.

Ao automatizar o processo de rastreio inicial, estas soluções de software podem ajudar os dentistas a identificar lesões subtis, melhorando a precisão do diagnóstico e simplificando os cuidados ao paciente.

Vantagens da IA na deteção de CCE

A adoção da IA na deteção de CCE oferece inúmeras vantagens tanto para os pacientes como para os profissionais de medicina dentária:

- Maior precisão: Os algoritmos de IA podem detetar alterações subtis na estrutura do dente que podem não ser visíveis a olho nu, levando a um diagnóstico mais precoce e mais preciso do CCE.
- Eficiência melhorada: As ferramentas alimentadas por IA podem automatizar o processo de deteção de cáries, libertando o tempo dos dentistas para se concentrarem no planeamento do tratamento e na educação dos pacientes.
- Melhoria dos cuidados prestados aos doentes: A deteção precoce do CEC através de um rastreio baseado em IA pode levar a opções de tratamento menos invasivas e mais económicas, melhorando, em última análise, os resultados dos doentes.
- Redução dos custos dos cuidados de saúde: A deteção e intervenção precoces podem ajudar a prevenir a progressão da CCE, reduzindo potencialmente a necessidade de procedimentos dentários dispendiosos e complexos a longo prazo.

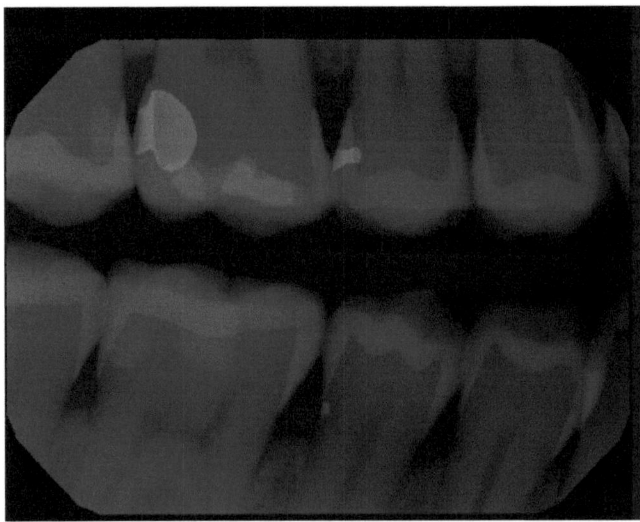

Imagem melhorada por IA que mostra modelos aplicados para identificação e quantificação de cáries (amarelo) e esmalte (vermelho)

A capacidade de identificar o DEJ permite a representação da classificação da lesão cariosa, bem como a progressão ou resolução de acordo com a literatura baseada em evidências.

Direcções futuras

O campo da IA na medicina dentária está a evoluir rapidamente, com esforços contínuos de investigação e desenvolvimento centrados em melhorar ainda mais a precisão, a eficiência e a acessibilidade das ferramentas de deteção de CCE alimentadas por IA.

- Integração com registos de saúde electrónicos: A integração de ferramentas de diagnóstico baseadas em IA com EHRs pode simplificar a partilha de dados, melhorar a manutenção de registos e facilitar planos de tratamento personalizados.
- Desenvolvimento de modelos de previsão: Os algoritmos de IA podem ser treinados em dados longitudinais para desenvolver modelos preditivos que identifiquem crianças com elevado risco de desenvolver CEC, permitindo medidas preventivas direcionadas.
- Expansão para outras doenças dentárias: Os princípios da análise de imagens baseada em IA podem ser alargados para detetar e diagnosticar outras doenças dentárias, como a doença periodontal e o cancro oral.

Papel da IA na ajuda à programação, tratamento de doentes, interações medicamentosas, diagnóstico com valores de prognóstico

IA: remodelar o panorama dentário

A inteligência artificial já não é um conceito futurista na medicina dentária; está a transformar ativamente a forma como os profissionais de medicina dentária marcam consultas, tratam os pacientes, navegam nas interações medicamentosas e fazem diagnósticos com maior precisão de prognóstico.

Agendamento e gestão de pacientes com base em IA

O processo tradicional de marcação de consultas dentárias, muitas vezes dependente de chamadas telefónicas e da manutenção de registos manuais, pode ser moroso e propenso a erros. A IA está a simplificar este processo, tornando-o mais eficiente tanto para os consultórios dentários como para os pacientes.

Assistentes de programação inteligentes

Os assistentes de marcação de consultas com recurso a IA estão a transformar a forma como as consultas dentárias são marcadas. Estes sistemas inteligentes podem:

- Oferecer marcações 24 horas por dia, 7 dias por semana: Os pacientes podem marcar consultas online ou através de aplicações dedicadas à sua conveniência, eliminando a necessidade de chamadas telefónicas durante o horário de expediente.

- Otimizar as vagas para consultas: Os algoritmos de IA analisam o histórico de consultas, os tempos de procedimento e a disponibilidade do prestador para otimizar a programação, minimizando os tempos de espera e maximizando a utilização das cadeiras.

- Enviar lembretes automatizados: Reduza as faltas de comparência e os cancelamentos de última hora com lembretes automáticos de compromissos enviados por mensagem de texto ou correio eletrónico.

- Gerir a comunicação com o paciente: Os chatbots alimentados por IA podem tratar de questões de rotina dos pacientes, como a remarcação de consultas ou direcções para a clínica, libertando o pessoal para tarefas mais complexas.

Envolvimento personalizado do paciente

Para além do agendamento, a IA está a melhorar o envolvimento dos pacientes ao longo do seu percurso dentário.

- Planos de tratamento personalizados: Os algoritmos de IA podem analisar os dados do paciente, incluindo o historial médico, registos dentários e factores de estilo de vida, para desenvolver planos de tratamento personalizados adaptados às necessidades e preferências individuais.

- Análise preditiva para marcação de consultas: A IA pode prever quando é provável que os pacientes necessitem do seu próximo check-up ou limpeza com base no seu historial dentário e factores de risco, permitindo um agendamento proactivo e cuidados preventivos.

- Comunicação e educação melhoradas: As ferramentas baseadas em IA podem fornecer materiais personalizados de educação sobre saúde oral aos pacientes, permitindo-lhes tomar decisões informadas sobre os seus cuidados dentários.

IA no planeamento e execução de tratamentos

A IA não só está a mudar a forma como os doentes são programados e geridos, mas também a desempenhar um papel cada vez mais significativo no planeamento e execução dos tratamentos.

IA no diagnóstico e prognóstico

Um diagnóstico exato e atempado é crucial para um tratamento dentário eficaz. A IA está a melhorar a precisão do diagnóstico e a fornecer informações valiosas sobre o prognóstico.

Análise de imagens com recurso a IA

Como já foi referido, a IA é excelente na análise de imagens, e esta capacidade estende-se a várias modalidades de diagnóstico por imagem utilizadas em medicina dentária.

- Análise radiográfica: Detetar cáries, perda óssea periodontal e outras anomalias dentárias em radiografias com elevada precisão, ajudando no diagnóstico precoce e no planeamento do tratamento.

- Rastreio do cancro oral: Analisar imagens de lesões suspeitas para identificar potenciais sinais de cancro oral, permitindo a deteção precoce e o encaminhamento para biópsia.

Análise preditiva para prognóstico

Os algoritmos de IA podem analisar os dados dos doentes, incluindo resultados de diagnósticos, historial de tratamentos e informações genéticas, para fornecer informações prognósticas valiosas.

- Avaliação de risco para doenças dentárias: Prever o risco de um paciente desenvolver cáries dentárias, doença periodontal ou outras condições de saúde oral com base nos seus factores de risco individuais. Isto permite a adoção de medidas preventivas personalizadas e estratégias de intervenção precoce.

- Previsão do resultado do tratamento: Prever as taxas de sucesso prováveis de diferentes opções de tratamento com base nas caraterísticas específicas e no historial médico de um doente, permitindo decisões de tratamento mais informadas.

- Gestão personalizada da saúde oral: Fornecer aos pacientes recomendações personalizadas para manter uma boa saúde oral com base nos seus perfis de risco individuais e necessidades de tratamento.

Ortodontia assistida por IA

A IA está a transformar o planeamento e a monitorização do tratamento ortodôntico, tornando-o mais eficiente e previsível.

- Planeamento do tratamento com alinhadores transparentes: Os algoritmos de IA analisam impressões ou digitalizações dentárias para criar planos de tratamento personalizados para a terapia com alinhadores transparentes, prevendo o movimento dos dentes e optimizando o design dos alinhadores.

- Acompanhamento e ajuste do progresso: O software alimentado por IA pode acompanhar o movimento dos dentes ao longo do tratamento, alertando os ortodontistas para quaisquer desvios do plano e permitindo ajustes atempados.

IA em Interações Medicamentosas e Farmacovigilância

Os profissionais de medicina dentária prescrevem frequentemente medicamentos e garantir a segurança dos pacientes exige uma análise cuidadosa das potenciais interações medicamentosas. A IA está a revelar-se uma ferramenta inestimável neste domínio.

Previsão de interações medicamentosas

Os algoritmos de IA podem analisar vastas bases de dados de informações sobre medicamentos, incluindo propriedades farmacológicas, relatórios de eventos adversos e dados de pacientes, para:

- Identificar potenciais interações: Detetar potenciais interações medicamentosas que podem não ser imediatamente visíveis para os clínicos humanos, reduzindo o risco de acontecimentos adversos.
- Avaliar a gravidade da interação: Avaliar a gravidade das potenciais interações, ajudando os médicos a tomar decisões informadas sobre as escolhas de medicamentos e ajustes de dosagem.
- Fornecer recomendações alternativas: Sugerir medicamentos alternativos ou estratégias de tratamento que minimizem o risco de interações, garantindo a segurança do doente.

Farmacovigilância e deteção de acontecimentos adversos

A IA está a desempenhar um papel cada vez mais importante na vigilância pós-comercialização de medicamentos, ajudando a identificar acontecimentos adversos raros ou anteriormente desconhecidos.

- Deteção de sinais: Analisar grandes conjuntos de dados de registos de pacientes, publicações em redes sociais e outras fontes para detetar sinais de potenciais eventos adversos associados a medicamentos específicos.
- Identificação de factores de risco: Identificar populações de doentes que possam estar em risco acrescido de sofrer eventos adversos, permitindo uma monitorização direcionada e medidas preventivas.

Modelos de IA para desvendar a anatomia do sistema de canais radiculares

O mundo intrincado dos sistemas de canais radiculares, escondido na estrutura do dente, apresenta um desafio único na medicina dentária. Os métodos tradicionais de visualização, muitas vezes baseados em radiografias 2D, fornecem informações limitadas sobre a complexa anatomia 3D destes canais. É aqui que a inteligência artificial entra em ação, oferecendo ferramentas poderosas para analisar, compreender e até prever as complexidades dos sistemas de canais radiculares.

A IA e a procura da compreensão anatómica

O sucesso do tratamento endodôntico depende de uma compreensão completa da anatomia do canal radicular. As variações na morfologia do canal, incluindo a presença de canais acessórios, istmos e ramificações apicais, podem afetar significativamente os resultados do tratamento. Os modelos de IA estão a revelar-se inestimáveis para enfrentar este desafio.

Redes neurais convolucionais para análise de imagens

As CNNs, uma classe de algoritmos de IA particularmente aptos para o reconhecimento e análise de imagens, estão a ser utilizadas para decifrar as complexidades dos sistemas de canais radiculares a partir de várias modalidades de imagem.

- Interpretação melhorada de radiografias: Embora as radiografias tradicionais forneçam uma representação 2D dos dentes, as CNNs podem ser treinadas para identificar variações subtis na densidade e no contraste, revelando potencialmente canais ocultos ou anomalias anatómicas que podem passar despercebidas ao olho humano.

- Reconstrução 3D a partir de exames CBCT: A Tomografia Computorizada de Feixe Cónico oferece informações 3D valiosas sobre as estruturas dentárias. Os algoritmos de IA podem processar dados de CBCT para gerar reconstruções 3D detalhadas de sistemas de canais radiculares, fornecendo aos endodontistas uma visão abrangente da morfologia dos canais, incluindo o número, a localização e a curvatura dos canais.

Aprendizagem profunda para reconhecimento de caraterísticas anatómicas

Para além da simples visualização dos sistemas de canais radiculares, os modelos de IA estão a ser treinados para reconhecer e classificar caraterísticas anatómicas específicas, ajudando no diagnóstico e no planeamento do tratamento.

- Deteção automática do forame apical: Determinar com precisão a localização do forame apical, a abertura na ponta da raiz, é crucial para o sucesso do tratamento do canal radicular. Os algoritmos de IA podem ser treinados em conjuntos de dados de imagens dentárias para identificar e marcar automaticamente o forame apical, melhorando a precisão da determinação do comprimento de trabalho.

- Classificação das configurações do canal: Os sistemas de canais radiculares podem apresentar uma vasta gama de variações anatómicas. Os modelos de IA podem ser treinados para classificar as configurações dos canais com base em sistemas estabelecidos, como a classificação de Vertucci, ajudando no planeamento do tratamento e prevendo potenciais desafios.

IA: Prever o imprevisível na morfologia dos canais radiculares

Uma das perspectivas mais interessantes da IA na endodontia é o seu potencial para prever a morfologia do canal radicular, mesmo na ausência de imagens de alta resolução. Isto tem implicações significativas no planeamento do tratamento e na minimização do risco de complicações.

Modelos de aprendizagem automática para previsão anatómica

Os algoritmos de aprendizagem automática, um subconjunto da IA, podem ser treinados em grandes conjuntos de dados demográficos dos doentes, tipo de dente e morfologia do canal radicular para desenvolver modelos preditivos.

- Previsão da configuração do canal com base no tipo de dente: Os estudos demonstraram que os modelos de IA podem prever a probabilidade de configurações de canais específicas com base em factores como o tipo de dente e a etnia do paciente. Esta informação pode orientar os médicos na antecipação de potenciais desafios anatómicos antes do tratamento.

- Previsão do comprimento do canal radicular: A determinação exacta do comprimento do canal radicular é crucial para o sucesso do tratamento endodôntico. Os modelos de IA podem ser treinados para prever o comprimento do canal radicular com base em factores como o tipo de dente, a idade do paciente e o sexo, reduzindo potencialmente a necessidade de várias radiografias durante o tratamento.

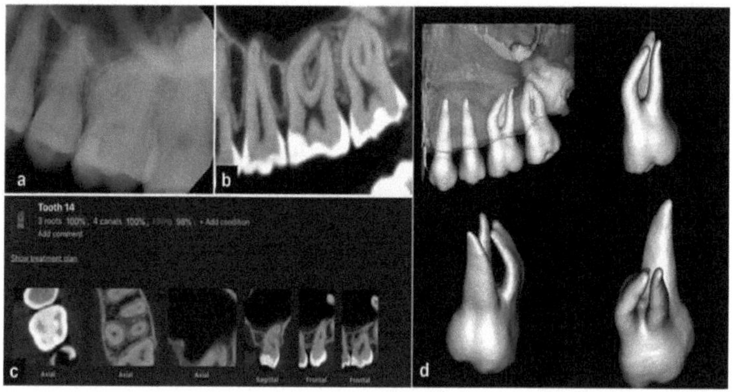

Ilustração da interpretação de uma imagem radiográfica pelo software Diagnocat AI, geração de um relatório de radiologia e ficheiros STL 3D para impressão 3D. (a) Uma radiografia periapical digital mostrando o dente #14. (b) Uma vista sagital CBCT do dente #14. (c) Software de IA que mostra o número de raízes/canais, as restaurações existentes, bem como o nível de certeza relativamente à interpretação. (d) Segmentação dos dentes gerada automaticamente pelo software, permitindo que o clínico visualize a dilaceração severa na raiz MB.

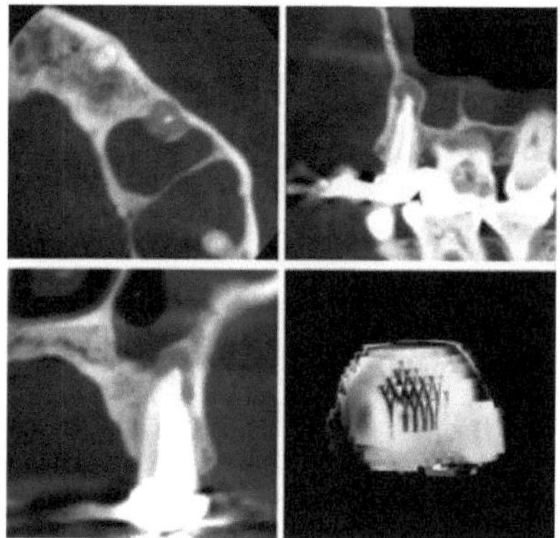

Medição do volume utilizando o método de segmentação manual.

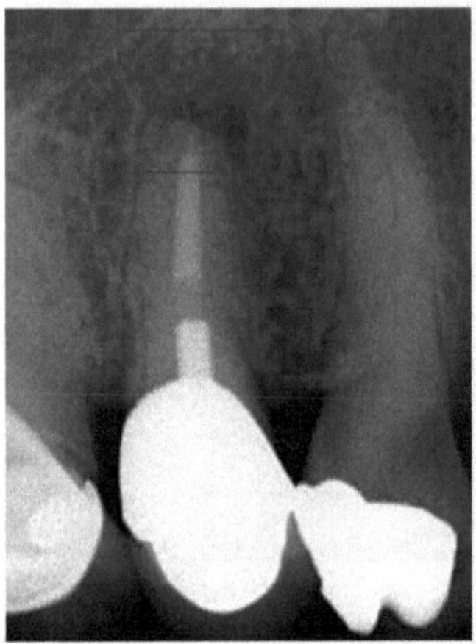

Radiolucência periapical numa imagem sem definição de IA

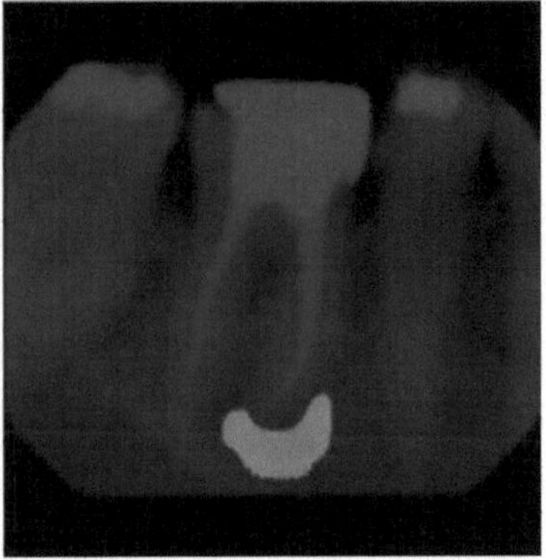

Imagem utilizando a visualização de IA para identificar a radiolucência periapical (PARL)

O acompanhamento da progressão ou resolução dos PARL ao longo do tempo é uma ferramenta poderosa que o clínico tem à sua disposição.

O papel dos grandes volumes de dados na previsão anatómica

A precisão e a fiabilidade dos modelos de IA na previsão da morfologia dos canais radiculares dependem muito da dimensão e da qualidade dos conjuntos de dados utilizados para a formação. É aqui que entram em jogo os grandes volumes de dados.

- Aproveitamento de bases de dados dentárias em grande escala: O acesso a grandes bases de dados de registos dentários, incluindo dados demográficos dos pacientes, imagens radiográficas e resultados de tratamentos, é essencial para desenvolver modelos de IA robustos.

- Partilha de dados e colaboração: Os esforços de colaboração entre instituições dentárias e investigadores para partilhar dados anónimos de pacientes podem acelerar significativamente o desenvolvimento e a validação de modelos de IA para a previsão da anatomia do canal radicular.

IA: Moldar o futuro da prática endodôntica

A integração da IA na endodontia ainda está na sua fase inicial, mas os potenciais benefícios são vastos. À medida que a tecnologia de IA continua a evoluir, podemos antecipar avanços significativos na forma como compreendemos, diagnosticamos e tratamos os sistemas de canais radiculares.

- Endodontia personalizada: As ferramentas alimentadas por IA permitirão um planeamento de tratamento mais personalizado, tendo em conta a anatomia individual do paciente, os factores de risco e as preferências de tratamento.

- Procedimentos minimamente invasivos: O diagnóstico e o planeamento do tratamento guiados por IA podem ajudar a minimizar a invasividade dos procedimentos endodônticos, preservando uma estrutura dentária mais natural e melhorando o conforto do paciente.

- Recursos educativos melhorados: As simulações alimentadas por IA e as aplicações de realidade virtual podem fornecer aos estudantes e profissionais de medicina dentária ferramentas realistas e interactivas para aprenderem sobre a anatomia dos canais radiculares e praticarem técnicas endodônticas.

O futuro da endodontia está, sem dúvida, interligado com o avanço da IA. Ao adotar estas inovações tecnológicas, os endodontistas podem melhorar os cuidados ao paciente, melhorar os resultados do tratamento e inaugurar uma nova era de precisão e previsibilidade no tratamento endodôntico.

Para além do horizonte: Direcções futuras para a IA na anatomia dos canais radiculares

Embora as actuais aplicações da IA na compreensão dos sistemas de canais radiculares sejam promissoras, este campo está em constante evolução. Várias áreas-chave têm um enorme potencial para investigação e desenvolvimento futuros:

- Orientação intra-operatória em tempo real: Imagine algoritmos de IA a analisar imagens em direto durante um procedimento de canal radicular, fornecendo orientação em tempo real ao endodontista sobre a navegação dos instrumentos e identificando potenciais complicações à medida que estas surgem. Este nível de assistência intra-operatória poderia aumentar significativamente a precisão do tratamento e reduzir o risco de erros.

- Integração com sistemas robóticos: O desenvolvimento de sistemas robóticos alimentados por IA para endodontia já está em curso. Estes sistemas, guiados por algoritmos sofisticados e dados de imagiologia em tempo real, poderão realizar procedimentos complexos com uma precisão sem paralelo e com o mínimo de invasão, revolucionando esta área.

- Análise preditiva dos resultados do tratamento: Os modelos de IA podem ser treinados em vastos conjuntos de dados de registos de pacientes, parâmetros de tratamento e resultados a longo prazo para prever a probabilidade de sucesso de diferentes abordagens de tratamento endodôntico. Isto permitiria aos médicos tomar decisões de tratamento mais informadas, personalizar os planos de tratamento e melhorar os resultados dos pacientes a longo prazo.

A parceria Homem-IA: Um futuro de colaboração

É importante sublinhar que a IA não se destina a substituir a experiência e o discernimento dos endodontistas. Em vez disso, as ferramentas de IA devem ser vistas como poderosos aliados, aumentando as capacidades dos profissionais de medicina dentária e permitindo-lhes prestar ainda melhores cuidados aos seus pacientes.

O futuro da endodontia reside numa parceria de colaboração entre a perícia humana e a inteligência artificial. Ao abraçar o potencial da IA, mantendo os mais altos padrões de julgamento clínico e cuidados com o paciente, os endodontistas podem navegar pelas complexidades dos sistemas de canais radiculares com maior confiança e precisão, melhorando, em última análise, a vida dos seus pacientes.

Precisão em Endodontia: Modelos de IA para a determinação exacta do comprimento de trabalho

A determinação do comprimento de trabalho exato, a distância de um ponto de referência coronal até à constrição apical, é fundamental na endodontia. Esta medição dita a extensão da instrumentação e da irrigação, influenciando, em última análise, o sucesso do tratamento do canal radicular. Os métodos tradicionais, muitas vezes baseados em radiografias e na sensação tátil, podem ser subjectivos e propensos a erros. A inteligência artificial está a emergir como uma ferramenta poderosa para melhorar a precisão e a eficiência da determinação do comprimento de trabalho.

AI: Navegar pelos desafios da determinação da duração do trabalho

A determinação exacta do comprimento de trabalho é crucial por várias razões:

- Prevenir a extrusão apical: A utilização de instrumentos para além da constrição apical pode irritar os tecidos periapicais, conduzindo potencialmente a dor pós-operatória, inflamação e atraso na cicatrização.
- Garantir uma limpeza e modelação completas: Um comprimento de trabalho preciso permite uma instrumentação e irrigação completas do sistema de canais radiculares, removendo os resíduos infectados e preparando o canal para uma obturação eficaz.
- Preservação da saúde periapical: Ao respeitar a constrição apical, os endodontistas podem minimizar o risco de empurrar detritos ou irritantes para os tecidos periapicais, promovendo uma cicatrização óptima e um sucesso a longo prazo.

Análise de imagens com recurso a IA: Redefinindo a precisão

Os algoritmos de IA, particularmente os baseados em aprendizagem profunda, são excelentes na análise de padrões complexos em imagens, o que os torna adequados para melhorar a determinação do comprimento de trabalho.

Redes Neurais Convolucionais para a Deteção do Forame Apical

As CNNs podem ser treinadas em vastos conjuntos de dados de radiografias dentárias ou exames de CBCT para identificar com precisão o forame apical, um ponto de referência crítico para determinar o comprimento de trabalho.

- Identificação automatizada de pontos de referência: Os algoritmos de IA podem detetar e marcar automaticamente o forame apical em imagens digitais, eliminando a subjetividade da identificação manual e reduzindo a variabilidade entre operadores.

- Maior precisão em casos difíceis: As CNNs podem ser particularmente úteis em casos com anatomia radicular complexa, como canais curvos ou reabsorção apical, em que os métodos tradicionais podem ser menos fiáveis.

Aprendizagem automática para a previsão do comprimento de trabalho

Para além da simples identificação de pontos de referência anatómicos, os modelos de aprendizagem automática podem ser treinados para prever o comprimento de trabalho com base numa variedade de factores.

- Modelos preditivos baseados no tipo de dente e nos dados demográficos do paciente: Os estudos demonstraram que os algoritmos de IA podem prever o comprimento de trabalho com uma precisão razoável com base em factores como o tipo de dente, a idade do doente e o sexo. Esta informação pode fornecer um ponto de partida valioso para a determinação do comprimento de trabalho, reduzindo a necessidade de vários ajustes durante o tratamento.

- Incorporação de dados sensoriais em tempo real: Alguns modelos de IA estão a ser desenvolvidos para integrar dados em tempo real de localizadores apicais electrónicos, que medem a impedância eléctrica dos tecidos periodontais, aumentando ainda mais a precisão da determinação do comprimento de trabalho.

O poder dos grandes dados: Aperfeiçoamento de modelos de IA para a determinação do comprimento de trabalho

A precisão e a fiabilidade dos modelos de IA em endodontia dependem muito da qualidade e da quantidade de dados utilizados para a formação.

Criação de conjuntos de dados abrangentes: Um esforço de colaboração

O desenvolvimento de modelos de IA robustos para a determinação do comprimento de trabalho requer o acesso a conjuntos de dados grandes e bem anotados de imagens dentárias, registos de pacientes e resultados de tratamentos.

- Partilha de dados anónimos para investigação: Os esforços de colaboração entre instituições dentárias, investigadores e empresas de tecnologia são cruciais para a criação de conjuntos de dados abrangentes que reflictam a diversidade das populações de pacientes e cenários clínicos.

- Padronização da Recolha e Anotação de Dados: O estabelecimento de protocolos padronizados para a recolha de dados, anotação de imagens e medição de resultados é essencial para garantir a qualidade e a consistência dos conjuntos de dados de formação.

Aprendizagem contínua e melhoria do modelo

Os modelos de IA não são entidades estáticas; podem ser continuamente aperfeiçoados e melhorados à medida que mais dados ficam disponíveis.

- Desenvolvimento iterativo de modelos: Os algoritmos de IA podem ser treinados novamente e actualizados com novos dados para melhorar a sua precisão e generalização ao longo do tempo.

- Calibração personalizada de modelos: No futuro, poderá ser possível calibrar modelos de IA para profissionais individuais ou cenários clínicos específicos, optimizando ainda mais o seu desempenho.

IA: Transformar a determinação da duração do trabalho e mais além

A integração da IA na prática endodôntica tem um imenso potencial para transformar a determinação do comprimento de trabalho, tornando-a mais exacta, eficiente e amiga do paciente.

- Redução da exposição à radiação: Ao melhorar a precisão da determinação do comprimento de trabalho, a IA pode reduzir potencialmente a necessidade de múltiplas radiografias durante o tratamento, minimizando a exposição à radiação tanto para os pacientes como para os profissionais de medicina dentária.

- Eficiência de tratamento melhorada: As ferramentas baseadas em IA podem simplificar o processo de determinação da duração do trabalho, poupando tempo valioso na cadeira e permitindo que os médicos se concentrem noutros aspectos do tratamento.

- Melhoria do conforto e dos resultados para os pacientes: Ao aumentar a precisão dos procedimentos endodônticos, a IA pode contribuir para melhores resultados de tratamento, menor desconforto pós-operatório e melhor saúde oral a longo prazo para os pacientes.

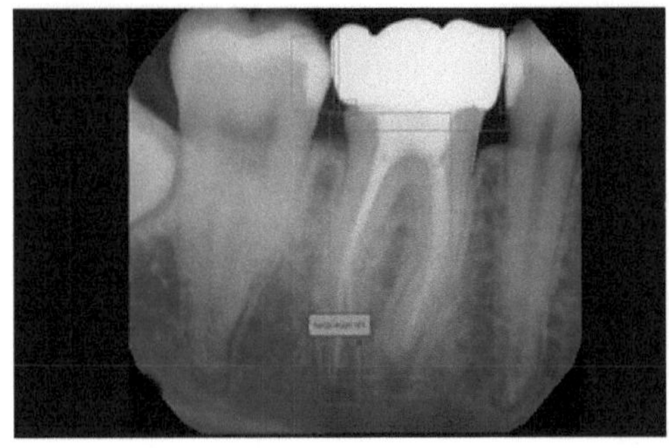

Captura de ecrã de uma radiografia periapical que inclui um dente tratado endodonticamente e que foi analisada pelos seus algoritmos de IA.

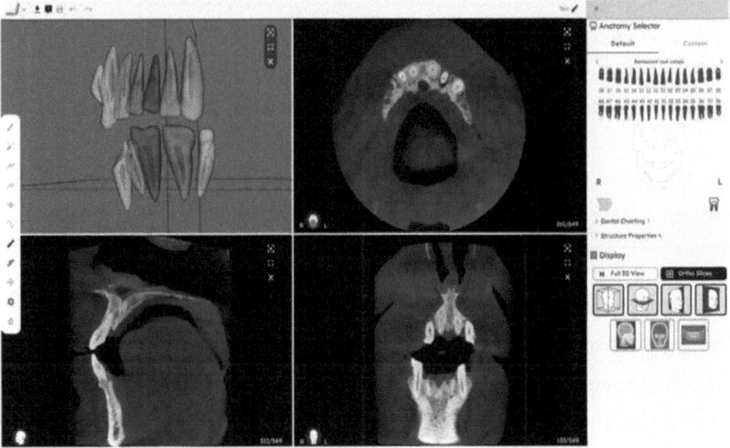

Segmentação baseada na aprendizagem profunda do canal radicular e dos dentes.

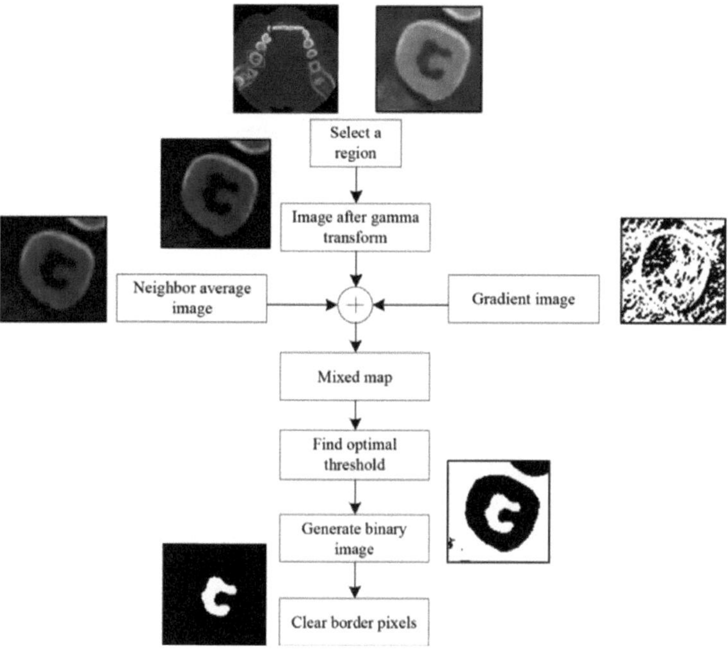

O fluxograma de todo o esquema de segmentação. O método é executado por ordem ascendente e descendente. Em primeiro lugar, seleciona-se um único dente de toda a imagem de CBCT e, em seguida, aplica-se a transformada gama para melhorar o contraste da imagem, seguindo-se o cálculo da imagem média do vizinho e da imagem de gradiente separadamente. Depois disso, os três tipos de imagens são adicionados para formar um mapa misto, com base no qual se pode inferir um limiar ótimo. Com o limiar, é gerado um mapa binário através da segmentação por limiar. Por fim, eliminando os limites redundantes, surge uma imagem clara da região da cavidade pulpar. CBCT, tomografia computorizada de feixe cónico.

Modelos de IA na previsão da viabilidade das células estaminais da polpa dentária

Embora haja pouca investigação específica sobre modelos de IA que prevejam a viabilidade das células estaminais da polpa dentária, posso gerar algum conteúdo com base nas aplicações da IA na viabilidade celular e na investigação sobre células estaminais:

Aplicações de IA na previsão da viabilidade celular

A inteligência artificial está a transformar rapidamente vários domínios, incluindo os cuidados de saúde e a investigação biomédica. Uma aplicação promissora da IA é a previsão da viabilidade celular, um fator crucial em áreas como a descoberta de medicamentos, a toxicologia e a medicina regenerativa.

- Análise de imagens: Os algoritmos de IA, em particular os modelos de aprendizagem profunda como as Redes Neuronais Convolucionais, são excelentes na análise de imagens microscópicas de células. Ao treinar em conjuntos de dados de imagens marcadas, as CNNs podem aprender a identificar caraterísticas morfológicas associadas à viabilidade celular, como a forma, o tamanho e a granularidade das células.

- Modelação preditiva: Os modelos de aprendizagem automática podem ser treinados em conjuntos de dados que contêm vários parâmetros relacionados com as condições de cultura de células, respostas a tratamentos e perfis de expressão genética. Estes modelos podem então prever a viabilidade das células em diferentes condições experimentais, ajudando a otimizar os protocolos de cultura de células ou a identificar potenciais candidatos a medicamentos.

IA na investigação de células estaminais

A investigação em células estaminais tem um enorme potencial para a medicina regenerativa, oferecendo possibilidades de tratamento de várias doenças e lesões. A IA está a desempenhar um papel cada vez mais importante no avanço deste domínio:

- Identificação e caraterização de células estaminais: Os algoritmos de IA podem analisar grandes conjuntos de dados de imagens de células e perfis de expressão genética para identificar e caraterizar diferentes tipos de células estaminais. Isto pode ajudar os investigadores a compreender as propriedades únicas das células estaminais da polpa dentária e o seu potencial para aplicações terapêuticas.

- Previsão do potencial de diferenciação: Os modelos de IA podem ser treinados em dados de experiências de diferenciação de células estaminais para prever a probabilidade de uma célula estaminal se diferenciar num tipo de célula específico. Isto pode ser valioso para o desenvolvimento de terapias específicas utilizando células estaminais da polpa dentária.

Potencial da IA na viabilidade das células estaminais da polpa dentária

Dados os avanços na IA para a previsão da viabilidade celular e a investigação em células estaminais, é altamente provável que possam ser desenvolvidos modelos de IA para prever a viabilidade das células estaminais da polpa dentária. Esses modelos podem ser treinados em conjuntos de dados que contenham informações sobre:

- Caraterísticas do dador: Idade, estado de saúde e outros factores relevantes do dador de dentes.

- Condições de extração e armazenamento: Métodos utilizados para a extração de dentes, processamento e armazenamento de células estaminais da polpa dentária.

- Condições de cultura: Tipo de meios, factores de crescimento e outros parâmetros utilizados para a cultura das células.

Ao analisar estes factores, os modelos de IA poderiam prever a viabilidade e a capacidade de proliferação das células estaminais da polpa dentária, ajudando os investigadores e os clínicos a selecionar as células mais adequadas para aplicações terapêuticas.

Modelos de IA na previsão do êxito dos procedimentos de retratamento

A previsão do sucesso dos procedimentos de retratamento nos cuidados de saúde, em particular na medicina dentária, é um desafio complexo com implicações significativas para os cuidados ao paciente e a afetação de recursos. Os métodos de prognóstico tradicionais baseiam-se frequentemente em parâmetros clínicos limitados e podem não captar totalmente a intrincada interação de factores que influenciam os resultados do tratamento. A inteligência artificial, com a sua capacidade de discernir padrões complexos a partir de grandes conjuntos de dados, oferece uma via promissora para o desenvolvimento de modelos de previsão mais precisos e fiáveis para o sucesso do retratamento.

Tipos de modelos de IA para prever o sucesso do retratamento

Vários algoritmos de IA têm-se mostrado promissores na previsão do sucesso dos procedimentos de retratamento. Estes modelos podem ser classificados em termos gerais em:

- Modelos de aprendizagem automática: Estes modelos aprendem padrões a partir de dados sem programação explícita. Os algoritmos de aprendizagem automática mais comuns utilizados na previsão do sucesso do retratamento incluem:

  - Regressão logística: Um algoritmo simples mas poderoso para prever resultados binários (sucesso/fracasso) com base num conjunto de caraterísticas de entrada.

  - Máquinas de vetor de suporte: Eficazes para classificar pontos de dados em diferentes categorias, tornando-os adequados para prever o sucesso ou o fracasso com base em padrões complexos.

  - Árvores de decisão: Estes modelos utilizam uma estrutura semelhante a uma árvore para tomar decisões com base numa série de regras aprendidas a partir dos dados. Oferecem uma boa capacidade de interpretação, permitindo aos médicos compreender os factores que determinam as previsões.

  - Florestas aleatórias: Um método de aprendizagem em conjunto que combina várias árvores de decisão para melhorar a precisão e a robustez da previsão.

- Modelos de aprendizagem profunda: Estes modelos utilizam redes neurais artificiais com várias camadas para aprender representações complexas a partir de dados. Os modelos DL, em particular as Redes Neuronais Convolucionais para dados de imagem e as Redes Neuronais Recorrentes para dados sequenciais, demonstraram potencial para prever o sucesso do retratamento com base em imagens médicas e dados do historial do doente.

Requisitos de dados para modelos de previsão baseados em IA

O sucesso dos modelos de IA depende da disponibilidade de dados abrangentes e de alta qualidade. Os principais elementos de dados para criar modelos robustos de previsão do sucesso do retratamento incluem:

- Dados demográficos do paciente: A idade, o sexo, o historial médico e os factores relacionados com o estilo de vida podem influenciar os resultados do tratamento.

- Histórico do tratamento: Os pormenores de tratamentos anteriores, incluindo o tipo de procedimento, os materiais utilizados e as complicações encontradas, fornecem um contexto valioso.

- Dados de exames clínicos: Os resultados dos exames clínicos, tais como a extensão do problema inicial, a presença de infeção e o estado dos tecidos circundantes, são cruciais para a avaliação.

- Imagens radiográficas: As radiografias, os exames CBCT e outras modalidades de imagiologia oferecem informações valiosas sobre as estruturas anatómicas subjacentes e o sucesso de tratamentos anteriores.

- Protocolo de tratamento: Os pormenores sobre o procedimento de retratamento, tais como as técnicas utilizadas, os materiais selecionados e o plano de acompanhamento, são essenciais para compreender os factores que contribuem para o sucesso.

- Dados de resultados: Critérios de sucesso claramente definidos e métodos padronizados para avaliar os resultados do tratamento são cruciais para a formação e avaliação dos modelos de IA.

Aplicações da IA na previsão do sucesso do retratamento

Os modelos de previsão baseados em IA têm o potencial de revolucionar vários aspectos dos procedimentos de retratamento:

- Seleção de doentes: Ao identificar os doentes com maior probabilidade de beneficiar de um retratamento, a IA pode ajudar os médicos a tomar decisões informadas sobre as opções de tratamento e a gerir as expectativas dos doentes.

- Planeamento do tratamento: A IA pode ajudar a adaptar os planos de retratamento a doentes individuais com base nas suas caraterísticas específicas e nos resultados previstos.

- Otimização de recursos: A previsão exacta do sucesso do retratamento pode ajudar a otimizar a atribuição de recursos, identificando os casos em que o retratamento tem mais probabilidades de ser bem sucedido.

- Melhorar os protocolos de tratamento: Ao analisar dados de casos bem e mal sucedidos, a IA pode identificar factores que contribuem para resultados positivos e informar o desenvolvimento de protocolos de tratamento mais eficazes.

O papel da IA na cirurgia endodôntica assistida por robô

A cirurgia assistida por robôs está a transformar rapidamente várias áreas médicas, e a endodontia não é exceção. Embora os sistemas robóticos ofereçam maior precisão, destreza e visualização, a integração da inteligência artificial promete revolucionar ainda mais os procedimentos endodônticos, levando a melhores resultados de tratamento e experiências dos pacientes.

Melhorar os sistemas robóticos com IA

Os algoritmos de IA podem ser incorporados em várias fases da cirurgia endodôntica assistida por robôs para aumentar as capacidades do cirurgião e do sistema robótico:

- Planeamento pré-operatório:
  - Análise e interpretação de imagens: Os algoritmos de IA podem analisar dados de imagiologia pré-operatória, tais como exames CBCT, para identificar estruturas anatómicas críticas, avaliar a morfologia do canal e detetar fracturas ou lesões ocultas com maior precisão do que os métodos tradicionais. Esta informação ajuda no planeamento cirúrgico preciso, minimizando os riscos e optimizando as estratégias de tratamento.
  - Simulação cirúrgica virtual: As plataformas de realidade virtual alimentadas por IA podem criar simulações realistas do campo cirúrgico com base em dados específicos do doente. Os cirurgiões podem ensaiar o procedimento virtualmente, avaliar diferentes abordagens e antecipar potenciais desafios antes da cirurgia real.
- Assistência Intra-Operatória:
  - Navegação e orientação em tempo real: Os algoritmos de IA podem processar dados em tempo real de câmaras e sensores intra-orais para fornecer aos cirurgiões uma orientação dinâmica durante o procedimento. Isto inclui o seguimento da posição do instrumento, garantindo uma preparação exacta da cavidade de acesso e a navegação em sistemas de canais complexos com uma precisão melhorada.
  - Tarefas automatizadas e apoio à decisão: A IA pode automatizar determinadas tarefas durante a cirurgia, como o ajuste dos caudais de irrigação, a ativação de dispositivos ultra-sónicos ou o controlo dos parâmetros do laser com base em feedback em tempo real. Isto permite que os cirurgiões se concentrem em aspectos críticos do procedimento, assegurando simultaneamente parâmetros de tratamento ideais.
  - Feedback háptico e controlo da força: Os algoritmos de IA podem melhorar a

sensibilidade dos sistemas robóticos, proporcionando aos cirurgiões um feedback háptico realista durante procedimentos delicados, como a instrumentação de canais radiculares. Isto permite um controlo preciso da força e do binário, minimizando o risco de separação dos instrumentos ou de danos nos tecidos circundantes.

- Avaliação pós-operatória:

  - Avaliação automatizada dos resultados: Os algoritmos de IA podem analisar dados de imagiologia pós-operatória para avaliar a qualidade da obturação, identificar quaisquer erros de procedimento e prever os resultados do tratamento a longo prazo. Esta informação ajuda na deteção precoce de complicações e facilita a intervenção atempada, se necessário.

  - Cuidados de acompanhamento personalizados: A IA pode analisar os dados do paciente, incluindo o histórico de tratamento, registos médicos e progresso pós-operatório, para personalizar os planos de cuidados de acompanhamento. Isto garante uma cicatrização óptima e minimiza o risco de reinfeção ou outras complicações.

Aplicações específicas da IA na cirurgia endodôntica

- Maior precisão no tratamento dos canais radiculares: Os sistemas robóticos alimentados por IA podem aumentar significativamente a precisão do tratamento do canal radicular ao

  - Localização exacta dos orifícios dos canais: Os algoritmos de IA podem analisar imagens intra-orais para identificar e localizar com precisão até os orifícios de canal mais difíceis, melhorando a eficiência da preparação do acesso inicial.

  - Navegar em anatomias complexas de canais: Os sistemas de navegação assistidos por IA podem guiar os instrumentos através de sistemas de canais complexos, assegurando um desbridamento completo e minimizando o risco de erros de procedimento, como a formação de bordos ou perfurações.

  - Otimização das técnicas de obturação: A IA pode analisar dados em tempo real para controlar o fornecimento de materiais de obturação, garantindo uma selagem completa e tridimensional do sistema de canais radiculares.

- Cirurgia Endodôntica Minimamente Invasiva: A IA pode contribuir para o desenvolvimento de procedimentos endodônticos minimamente invasivos através de:

  - Melhoria da visualização e do acesso: Os sistemas robóticos alimentados por IA com instrumentos miniaturizados e câmaras de alta resolução podem proporcionar aos cirurgiões uma melhor visualização e acesso a áreas anatómicas estreitas e complexas, reduzindo a necessidade de uma reflexão extensa do retalho.

- Melhorar a precisão na cirurgia apical: Os sistemas de navegação assistidos por IA podem orientar os cirurgiões para a localização exacta do forame apical, permitindo uma ressecção mais precisa e conservadora do ápice da raiz.

- Cuidados endodônticos personalizados: A IA pode facilitar os cuidados endodônticos personalizados ao

  - Previsão dos resultados do tratamento: Os algoritmos de IA podem analisar os dados do paciente, incluindo o historial médico, os resultados radiográficos e os resultados de tratamentos anteriores, para prever a probabilidade de sucesso das diferentes opções de tratamento. Isto permite uma tomada de decisões mais informada e recomendações de tratamento personalizadas.

  - Monitorização do progresso do tratamento: Os sistemas alimentados por IA podem monitorizar remotamente o progresso do doente através de sensores portáteis ou de aplicações para smartphones. Isto permite a deteção precoce de complicações e a intervenção atempada, melhorando os resultados globais do tratamento.

Abordagem de potenciais preocupações

Embora a integração da IA na cirurgia endodôntica assistida por robôs ofereça vantagens significativas, é essencial abordar as potenciais preocupações:

- Deslocação do emprego: Existem algumas preocupações de que os sistemas alimentados por IA possam substituir os endodontistas. No entanto, é mais provável que a IA aumente as capacidades dos endodontistas, permitindo que se concentrem em tarefas mais complexas que exijam conhecimentos e capacidade de decisão humanos.

- Excesso de confiança na tecnologia: É crucial manter um equilíbrio entre a utilização da tecnologia de IA e a confiança na experiência clínica e na intuição. Os endodontistas devem ser capazes de avaliar criticamente as recomendações da IA e tomar decisões informadas com base no seu julgamento profissional.

- Considerações éticas: Tal como acontece com qualquer aplicação de IA nos cuidados de saúde, as considerações éticas relativas à privacidade dos dados, ao enviesamento algorítmico e ao consentimento informado devem ser cuidadosamente abordadas.

- Navegação dinâmica em endodontia guiada e implantes
- Navegação dinâmica em endodontia guiada e implantes

Navegação dinâmica em endodontia guiada e implantes

ENDODONTIA

O Sistema de Navegação Dinâmica (DNS) em endodontia é uma tecnologia inovadora que aumenta a precisão e a segurança dos procedimentos endodônticos. O DNS é um tipo de robot médico tele-manipulado que permite a orientação em tempo real durante os procedimentos cirúrgicos. É derivado de tecnologias utilizadas em implantologia dentária e foi concebido para facilitar técnicas minimamente invasivas em endodontia.

Componentes do DNS

- Estação de trabalho transportável: Uma unidade móvel que aloja o equipamento necessário.

- Monitor: Apresenta informações em tempo real e feedback visual para o cirurgião.

- Interface gráfica do utilizador: Software que permite o planeamento e a orientação da terapia com base em imagens pré-operatórias.

- Sistema de medição de posição: Um sistema de rastreio tridimensional que monitoriza a posição dos instrumentos cirúrgicos.

Fluxo de trabalho

- Planeamento pré-operatório: A posição ideal da broca é planeada virtualmente utilizando dados de tomografia computorizada de feixe cónico (CBCT), que são carregados para o software de planeamento.

- Seguimento em tempo real: Durante o procedimento, os sensores ligados à peça de mão e aos dentes do paciente fornecem informações espaciais em 3D a um rastreador estéreo, permitindo uma navegação dinâmica.

- Feedback visual: O sistema fornece feedback visual em tempo real para guiar os instrumentos cirúrgicos, permitindo ao cirurgião efetuar os ajustes necessários.

Aplicações em endodontia

- Cavidades de acesso: O DNS é utilizado para criar cavidades de acesso minimamente invasivas e convencionais, permitindo uma perfuração precisa com uma perda mínima de estrutura dentária.

- Localização de canais calcificados: Ajuda a localizar com precisão canais calcificados ou obliterados, o que pode ser um desafio com os métodos tradicionais.

- Microcirurgia endodôntica: O DNS facilita procedimentos como a apicoectomia, permitindo uma osteotomia precisa e a ressecção da extremidade da raiz.

- Remoção de pinos: Auxilia na remoção minimamente invasiva de pinos de fibra de dentes tratados endodonticamente, reduzindo o risco de danificar a estrutura da raiz.

- Anestesia intra-óssea: O sistema melhora a precisão da administração de anestesia intra-óssea, que é fundamental para o controlo da dor em tratamentos endodônticos.

Resultados da investigação

Uma análise de escopo da literatura revelou que:

- O DNS tem sido explorado para várias aplicações, com estudos que indicam a sua precisão e eficiência na realização de procedimentos minimamente invasivos.

- A maioria dos estudos são in vitro, com um número menor de relatos de casos in vivo que demonstram resultados bem sucedidos.

- O DNS demonstrou reduzir a perda de substância e melhorar a precisão em comparação com as técnicas à mão livre.

Vantagens

- Maior precisão: O DNS proporciona uma maior precisão na localização dos canais e na realização de procedimentos cirúrgicos.

- Minimamente Invasivo: Permite procedimentos que preservam mais estrutura dentária, reduzindo o risco de complicações.

- Ajustes em tempo real: Os cirurgiões podem ajustar a sua abordagem durante o procedimento com base no feedback em tempo real.

Limitações e direcções futuras

Embora o DNS seja bastante promissor, existem limitações, nomeadamente:

- São necessários mais estudos clínicos e ensaios controlados aleatórios para estabelecer a sua precisão e segurança.

- A tecnologia atual pode necessitar de melhorias ergonómicas para melhorar a sua utilização durante os procedimentos de rotina.

- A investigação futura pode centrar-se na comparação de diferentes tecnologias de DNS e na exploração das suas aplicações em cenários clínicos mais complexos.

Conclusão

O Sistema de Navegação Dinâmica representa um avanço significativo na endodontia, oferecendo o potencial para melhorar a precisão, a eficiência e os resultados para o paciente durante vários procedimentos endodônticos. À medida que a investigação continua, a integração do DNS na prática de rotina pode melhorar ainda mais a qualidade dos cuidados endodônticos.

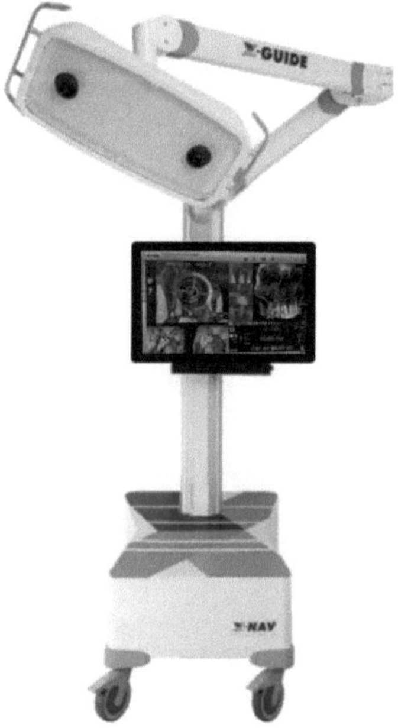

Consola do sistema de navegação dinâmica (DNS)

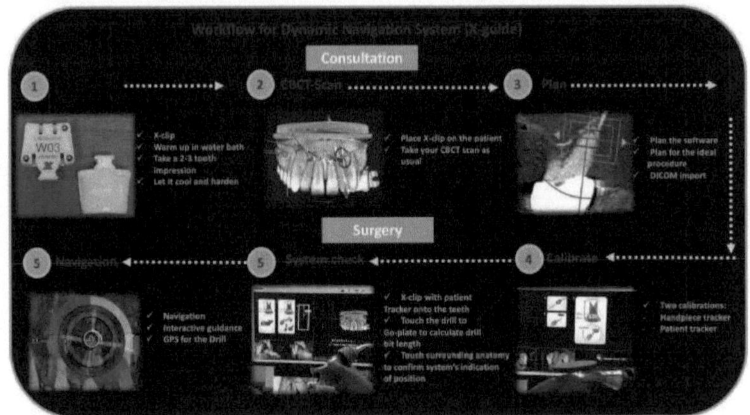

Fluxo de trabalho do sistema de navegação dinâmico

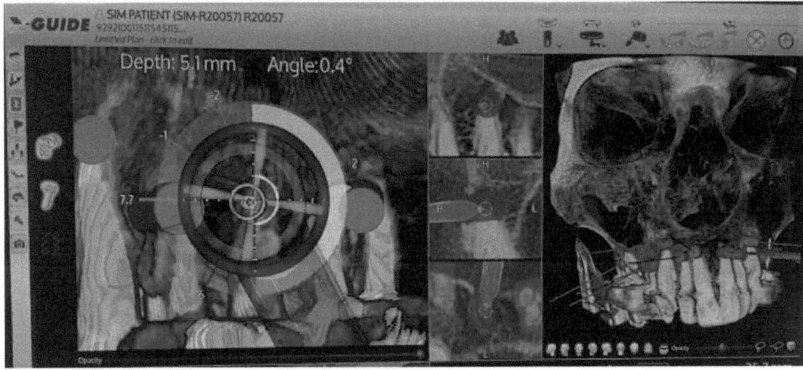

Superfície do sistema de navegação dinâmica (DNS) durante a microcirurgia endodôntica

Implantologia

A navegação dinâmica na colocação cirúrgica de implantes é uma tecnologia avançada que melhora a precisão e o rigor dos procedimentos de implantes dentários.

Definição e visão geral

A navegação dinâmica refere-se a uma técnica cirúrgica assistida por computador em tempo real que permite aos cirurgiões dentários visualizar e seguir a posição da broca de implante em relação à anatomia do paciente durante o procedimento. Utiliza tecnologia de imagiologia avançada e seguimento de movimentos para orientar o cirurgião ao longo do processo de colocação do implante.

Principais componentes dos sistemas de navegação dinâmica

- Estação de trabalho do computador: Um computador portátil ou de secretária com software especializado de planeamento e navegação.

- Sensor de posicionamento ótico: Muitas vezes referido como uma câmara de rastreio de micrómetros, este dispositivo rastreia a posição da broca e do maxilar do paciente em tempo real.

- Acessório de peça de mão: Uma etiqueta de broca ou adaptador que é ligado à peça de mão cirúrgica, permitindo que o sistema monitorize a posição da broca.

- Fixação da mandíbula: Um stent ou retentor termoplástico que é moldado para se adaptar à dentição do paciente, proporcionando um ponto de referência estável para o rastreio.

- Software de navegação: Software que integra dados de imagiologia (como exames de CBCT) e fornece feedback visual ao cirurgião durante o procedimento.

Fluxo de trabalho da navegação dinâmica na cirurgia de implantes

O fluxo de trabalho envolve normalmente várias etapas fundamentais:

Planeamento pré-operatório

Imagiologia: É efectuada uma tomografia computorizada de feixe cónico (CBCT) para obter uma imagem 3D do maxilar do paciente e das estruturas circundantes.

Planeamento do tratamento: Os dados de imagiologia são importados para o software de navegação, onde o cirurgião pode planear a posição, o ângulo e a profundidade ideais do implante com base nos requisitos protéticos.

Registo

Marcadores fiduciais: Um stent termoplástico com marcadores fiduciais é colocado na dentição do paciente. Estes marcadores ajudam o sistema de navegação a correlacionar os dados das imagens 3D com a anatomia real do paciente.

Calibração: O sistema calibra a posição da broca e do acessório da mandíbula para garantir um seguimento preciso.

Procedimento cirúrgico

Seguimento em tempo real: Durante a cirurgia, o sensor de posicionamento ótico segue continuamente a posição da ponta da broca em relação à posição planeada do implante.

Feedback visual: O cirurgião recebe feedback visual em tempo real num monitor, que apresenta a posição da broca relativamente ao ponto de entrada, ângulo e profundidade planeados. Isto permite efetuar ajustes imediatos, se necessário.

Perfuração guiada: O sistema fornece um visor "bulls-eye" ou "cross-hair" para ajudar o cirurgião a navegar com precisão para o ponto de entrada e a trajetória de perfuração planeados.

Vantagens da navegação dinâmica

Maior precisão: A navegação dinâmica permite uma precisão submilimétrica na colocação de implantes, reduzindo significativamente os desvios do ponto de entrada e as discrepâncias de ângulo em comparação com os métodos tradicionais.

Ajustes em tempo real: Os cirurgiões podem fazer modificações intra-operatórias ao plano de tratamento com base no feedback em tempo real, acomodando quaisquer variações anatómicas imprevistas.

Redução dos danos nos tecidos moles: A orientação precisa minimiza o traumatismo dos tecidos moles circundantes, levando a uma diminuição do risco de infeção e a tempos de cicatrização mais rápidos.

Fluxo de trabalho simplificado: A tecnologia pode ser integrada num kit cirúrgico padrão, eliminando a necessidade de guias cirúrgicos personalizados e reduzindo os custos globais.

Limitações e desafios

Curva de aprendizagem: Os cirurgiões podem necessitar de formação e experiência para utilizar eficazmente os sistemas de navegação dinâmica, uma vez que existe uma curva de aprendizagem associada à tecnologia.

Problemas técnicos: Durante a cirurgia, podem surgir potenciais desafios técnicos, como avarias no equipamento ou erros de rastreio, que exigem planos de reserva.

Factores dependentes do operador: A precisão do procedimento pode ainda ser influenciada pela coordenação mão-olho e pelas capacidades motoras finas do cirurgião.

Direcções futuras

Integração com outras tecnologias: Os futuros avanços podem incluir a integração da navegação dinâmica com outras tecnologias, como scanners intra-orais e sistemas CAD/CAM, para melhorar ainda mais o fluxo de trabalho.

Investigação e validação: É necessária uma investigação contínua para validar a eficácia e os resultados a longo prazo da navegação dinâmica em vários cenários clínicos, incluindo casos complexos e diferentes sistemas de implantes.

Conclusão

A navegação dinâmica na colocação cirúrgica de implantes representa um avanço significativo na implantologia dentária, oferecendo uma maior precisão, feedback em tempo real e melhores resultados para os pacientes. À medida que a tecnologia continua a evoluir, é provável que a navegação dinâmica se torne parte integrante da cirurgia de rotina de colocação de implantes, fornecendo aos cirurgiões as ferramentas necessárias para obter resultados óptimos.

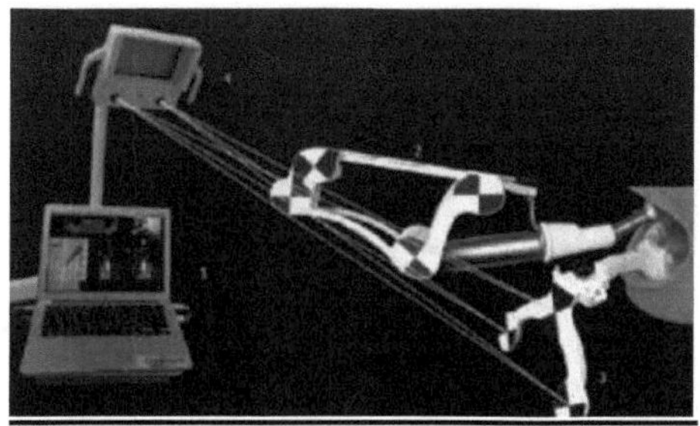

O sistema de navegação dinâmica descrito consiste num computador portátil (1) e num sensor ótico de posição (4) transportado pelo braço de lança dobrável que se estende de um carrinho móvel compacto (não mostrado). O sensor ótico de posição estereoscópico (micron tracker) (4) detecta e triangula alvos quadriculados marcados na etiqueta da broca (2) e na etiqueta da mandíbula (3), fornecendo feedback instantâneo durante a operação

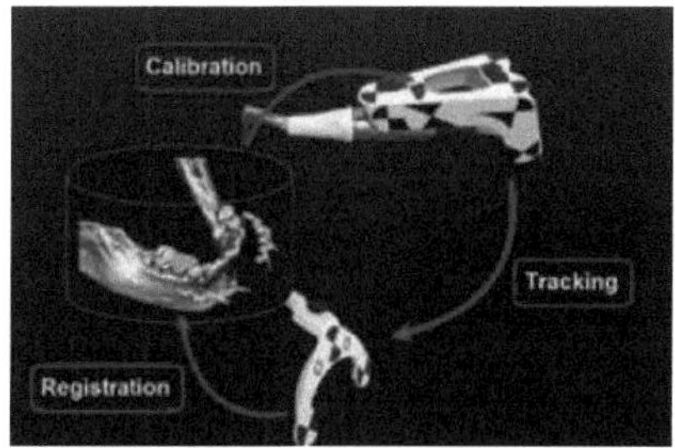

Os três passos de mapeamento de coordenadas que, quando encadeados, mapeiam a ponta da broca para o volume de imagem de CBCT de planeamento.

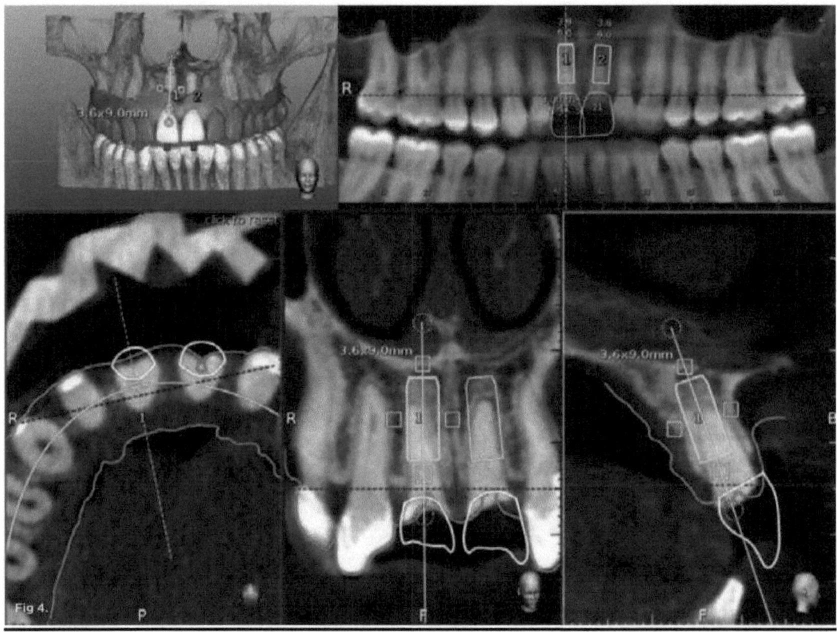

O software de planeamento é apresentado. O ficheiro STL da arcada maxilar foi importado de uma digitalização ótica e combinado com a anatomia regional para visualização dos tecidos moles. O fiduciário de alumínio do marcador de TC pode ser observado na vista axial. Foram construídos dentes virtuais para os n.ºs 8 e 9, e o caso foi planeado para a colocação de implantes orientados protéticamente numa plataforma de navegação dinâmica.

Deteção de doenças dentárias através de raios X com base em inteligência artificial

A radiografia dentária, que utiliza essencialmente raios X, desempenha um papel crucial no diagnóstico de várias doenças dentárias. No entanto, a interpretação das radiografias dentárias requer conhecimentos e experiência significativos. A inteligência artificial está a emergir rapidamente como uma ferramenta poderosa para ajudar os dentistas na análise de imagens de raios X, conduzindo a diagnósticos mais precisos e eficientes de doenças dentárias.

IA e análise de radiografias dentárias: Uma parceria sinérgica

Os algoritmos de IA, em particular os baseados na aprendizagem profunda, são excelentes no reconhecimento de padrões complexos e anomalias em imagens médicas. Na radiografia dentária, os algoritmos de IA podem ser treinados em vastos conjuntos de dados de imagens de raios X rotuladas para identificar caraterísticas específicas associadas a várias doenças dentárias. Isto permite aos sistemas de IA

- Detetar lesões subtis: Os algoritmos de IA podem identificar cáries em fase inicial, lesões periapicais e outras anomalias subtis que podem passar despercebidas ao olho humano, mesmo por dentistas experientes. Esta deteção precoce permite uma intervenção atempada e evita a progressão das doenças dentárias.

- Melhorar a precisão do diagnóstico: Os sistemas de IA podem fornecer interpretações objectivas e consistentes de imagens de raios X, reduzindo a subjetividade inerente à interpretação humana. Isto conduz a diagnósticos mais exactos e reduz o risco de erros de diagnóstico ou de diagnósticos falhados.

- Aumentar a eficiência: Os algoritmos de IA podem analisar imagens de raios X de forma significativamente mais rápida do que os humanos, permitindo aos dentistas diagnosticar doenças dentárias de forma mais eficiente. Isto liberta tempo valioso para os dentistas se concentrarem no planeamento do tratamento e nos cuidados ao paciente.

Aplicações de IA na deteção de doenças dentárias específicas

Estão a ser desenvolvidos e implementados sistemas baseados em IA para detetar uma vasta gama de doenças dentárias, incluindo:

Deteção de cáries

A cárie dentária, ou cárie dentária, é uma das doenças dentárias mais prevalecentes em todo o mundo. Os algoritmos de IA podem analisar imagens de raios X de bitewing e periapicais para:

- Detetar cáries em fase inicial: A IA pode identificar a desmineralização no esmalte, mesmo antes de ocorrer a cavitação, permitindo medidas preventivas e uma intervenção precoce.

- Diferenciar entre lesões cariosas e não cariosas: Os algoritmos de IA podem distinguir entre lesões cariosas verdadeiras e outras áreas radiolúcidas, como variações anatómicas ou artefactos, reduzindo os diagnósticos falsos positivos.

- Avaliar a gravidade da cárie: A IA pode quantificar a extensão da desmineralização e avaliar a profundidade das lesões de cárie, ajudando no planeamento do tratamento.

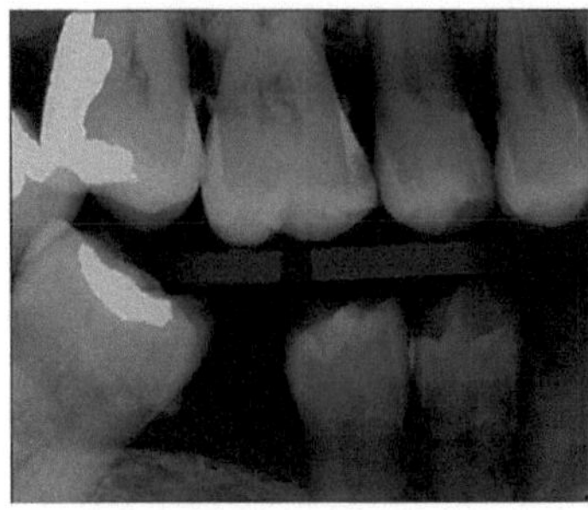

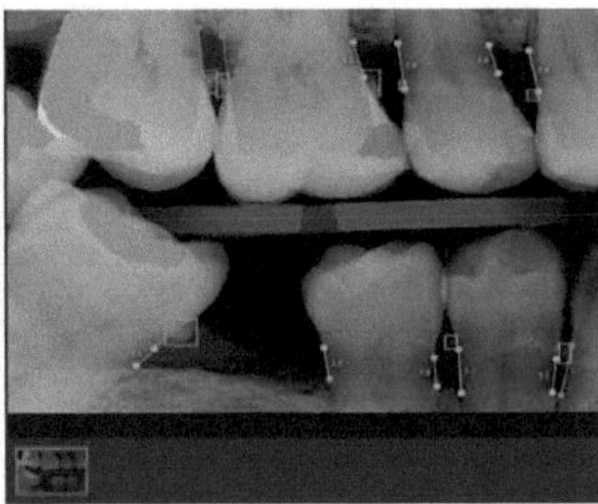

Exemplo de como a tecnologia de IA pode iluminar uma radiografia a preto, branco e cinzento com resultados quantificados e precisos para comunicação com o médico e educação do doente

Deteção de doença periodontal

A doença periodontal, que afecta as gengivas e as estruturas de suporte dos dentes, é uma das principais causas de perda de dentes nos adultos. Os algoritmos de IA podem analisar imagens de raios X panorâmicas e periapicais para:

- Medir a perda óssea: A IA pode medir com precisão a distância entre a junção cemento-esmalte e a crista óssea alveolar, fornecendo uma avaliação quantitativa da perda óssea.

- Identificar o envolvimento da furca: A IA pode detetar a perda óssea nas áreas de furca de dentes com várias raízes, indicando a gravidade da doença periodontal.

- Monitorizar a progressão da doença: A IA pode acompanhar as alterações nos níveis ósseos ao longo do tempo, permitindo aos dentistas monitorizar a eficácia do tratamento periodontal e identificar os pacientes em risco de perda óssea adicional.

Deteção de doenças endodônticas

As doenças endodônticas afectam a polpa e o sistema de canais radiculares dos dentes. Os algoritmos de IA podem analisar imagens de raios X periapicais para:

- Detetar lesões periapicais: A IA pode identificar áreas radiolucentes à volta do ápice da raiz, indicando inflamação ou infeção nos tecidos periapicais.

- Avaliar a morfologia do canal radicular: A IA pode ajudar a visualizar a anatomia complexa do canal radicular, ajudando no planeamento do tratamento para a terapia do canal radicular.

- Avaliar a qualidade do tratamento do canal radicular: A IA pode avaliar a qualidade da obturação (enchimento) do sistema de canais radiculares, identificando vazios ou lacunas que possam levar ao fracasso do tratamento.

Outras aplicações

Para além destas doenças dentárias comuns, a IA está também a ser explorada para aplicações como:

- Deteção de anomalias dentárias: A IA pode identificar anomalias de desenvolvimento, como dentes impactados, dentes supranumerários ou dentes em falta.

- Análise das perturbações da articulação temporomandibular: A IA pode analisar imagens panorâmicas e especializadas de raios X da ATM para detetar anomalias na estrutura e função da articulação.

- Previsão dos resultados do tratamento: Os algoritmos de IA podem analisar os dados dos doentes, incluindo os resultados dos raios X, para prever a probabilidade de sucesso das diferentes opções de tratamento.

O futuro da IA na medicina dentária de conservação e na endodontia: Uma mudança de paradigma na precisão e nos cuidados ao paciente

A medicina dentária conservadora e a endodontia, pedras angulares dos cuidados de saúde oral, estão à beira de uma era de transformação alimentada pelas capacidades crescentes da inteligência artificial. Esta poderosa tecnologia, com a sua capacidade de analisar dados complexos, aprender com a experiência e tomar decisões inteligentes, está preparada para revolucionar a forma como os dentistas diagnosticam, tratam e gerem uma vasta gama de condições dentárias.

IA: Reformular o panorama da medicina dentária conservadora

A medicina dentária conservadora, centrada na preservação da estrutura natural dos dentes, abrange um vasto espetro de procedimentos, desde obturações e coroas a facetas e pontes. A IA está preparada para ter impacto em todas as facetas deste campo, inaugurando uma era de precisão e previsibilidade sem precedentes.

1. Diagnóstico melhorado: Revelar o invisível

As proezas da IA na análise de imagens estão preparadas para redefinir o diagnóstico dentário. Ao analisar radiografias, exames intra-orais e outras modalidades de imagem, os algoritmos de IA podem:

- Detetar cáries em fase inicial: A IA pode identificar alterações subtis na densidade do esmalte, muitas vezes invisíveis a olho nu, permitindo uma intervenção precoce e um tratamento minimamente invasivo.

- Diferenciar entre cáries e outras lesões: A IA pode distinguir entre lesões de cárie verdadeiras e artefactos ou variações anatómicas, reduzindo o risco de intervenções desnecessárias.

- Avaliar a gravidade e a extensão das cáries: A IA pode quantificar a desmineralização e medir a profundidade da lesão, ajudando no planeamento do tratamento e na seleção do material.

- Identificar fissuras e fracturas: A IA pode detetar fissuras e fracturas que podem passar despercebidas nas radiografias convencionais, permitindo uma intervenção atempada e evitando danos maiores.

2. Planeamento de tratamento de precisão: Adaptação do tratamento ao indivíduo

A IA está a transformar o planeamento do tratamento de uma arte subjectiva para uma ciência baseada em dados. Ao analisar os dados do doente, incluindo os resultados de imagiologia, o historial médico e até a informação genética, os algoritmos de IA podem:

- Recomendar as melhores opções de tratamento: A IA pode considerar uma multiplicidade de factores para sugerir a abordagem de tratamento mais adequada para cada doente, tendo em conta as suas necessidades e preferências individuais.

- Prever os resultados do tratamento: A IA pode simular os resultados de diferentes opções de tratamento, permitindo que os dentistas e os pacientes tomem decisões informadas com base nas taxas de sucesso previstas e nas potenciais complicações.

- Conceber restaurações personalizadas: Os sistemas CAD/CAM alimentados por IA podem conceber e fabricar restaurações altamente precisas e esteticamente agradáveis, tais como coroas, pontes e facetas, adaptadas à anatomia única do paciente.

3. Medicina Dentária Minimamente Invasiva: Preservação da estrutura natural dos dentes

A IA é uma força motriz por detrás da tendência crescente da medicina dentária minimamente invasiva. Ao permitir diagnósticos mais precoces e mais exactos, a IA permite intervenções menos invasivas, preservando mais a estrutura natural do dente.

- Preparação de micro-cavidades: A deteção de cáries assistida por IA permite a identificação de lesões em fase inicial, permitindo a preparação de micro-cavidades e restaurações minimamente invasivas.

- Intervenções direcionadas: A IA pode identificar a localização exacta e a extensão da cárie, permitindo a remoção direcionada apenas do tecido afetado, preservando a estrutura saudável do dente.

- Materiais biomiméticos: A IA está a contribuir para o desenvolvimento de novos materiais biomiméticos que imitam de perto as propriedades da estrutura dentária natural, promovendo ainda mais as restaurações minimamente invasivas.

IA: Revolucionar a Endodontia: Navegando no labirinto do canal radicular

A endodontia, especializada no tratamento da polpa dentária e dos sistemas de canais radiculares, é outro campo propício à inovação impulsionada pela IA. A capacidade da IA para analisar estruturas anatómicas complexas e prever os resultados do tratamento está preparada para transformar os procedimentos endodônticos.

1. Diagnóstico preciso e planeamento do tratamento: Iluminação do sistema de canais radiculares

A IA está a melhorar a precisão e a eficiência do diagnóstico endodôntico e do planeamento do tratamento. Ao analisar as tomografias computorizadas de feixe cónico e outras modalidades de imagem, os algoritmos de IA podem:

- Visualize a anatomia complexa do canal radicular: A IA pode criar reconstruções em 3D do sistema de canais radiculares, identificando até os canais mais complexos e as variações na morfologia.

- Medir o comprimento e a curvatura do canal radicular: A IA pode medir com precisão o comprimento e a curvatura dos canais radiculares, ajudando na seleção de instrumentos e reduzindo o risco de erros de procedimento.

- Detetar lesões periapicais e outras patologias: A IA pode identificar radiolucências subtis e outros sinais de doença periapical, permitindo uma intervenção precoce e melhorando os resultados do tratamento.

2. Endodontia assistida por robô: Precisão e previsibilidade em ação

A IA está a desempenhar um papel fundamental no desenvolvimento de sistemas endodônticos assistidos por robôs. Estes sistemas combinam a precisão da robótica com a inteligência da IA para realizar procedimentos endodônticos complexos com maior exatidão e previsibilidade.

- Modelação automatizada dos canais: Os sistemas robóticos alimentados por IA podem navegar na complexa anatomia dos canais radiculares com precisão, moldando os canais para uma limpeza e obturação óptimas.

- Feedback háptico em tempo real: Alguns sistemas robóticos fornecem aos dentistas um feedback tátil em tempo real, permitindo-lhes sentir o progresso do instrumento e ajustar a sua técnica conforme necessário.

- Redução da exposição à radiação: Os sistemas assistidos por robôs podem reduzir potencialmente a exposição à radiação tanto dos doentes como dos médicos, optimizando os procedimentos de imagiologia e tratamento.

3. Irrigação e obturação guiadas por IA: Garantir a desinfeção e selagem completas

A IA está também a ser explorada pelo seu potencial para melhorar os passos críticos da irrigação e obturação dos canais radiculares.

- Protocolos de irrigação optimizados: Os algoritmos de IA podem analisar a morfologia do sistema de canais radiculares e recomendar protocolos de irrigação personalizados, garantindo uma desinfeção completa e a remoção de detritos.
- Materiais de obturação inteligentes: A IA está a contribuir para o desenvolvimento de novos materiais de obturação com propriedades melhoradas, tais como maior fluidez, biocompatibilidade e atividade antimicrobiana.
- Monitorização da obturação em tempo real: Os sistemas alimentados por IA podem potencialmente monitorizar o processo de obturação em tempo real, detectando espaços vazios ou lacunas e assegurando uma vedação completa do sistema de canais radiculares.

O cenário do futuro: Abraçar a revolução da IA na medicina dentária

A integração da IA na medicina dentária conservadora e na endodontia ainda está na sua fase inicial, mas os potenciais benefícios são inegáveis. À medida que a tecnologia de IA continua a avançar, podemos esperar o aparecimento de aplicações ainda mais inovadoras, transformando ainda mais a forma como os dentistas diagnosticam, tratam e gerem as condições dentárias.

1. Medicina Dentária Personalizada: Adaptar o tratamento ao indivíduo

A IA está a abrir caminho para uma nova era de medicina dentária personalizada, em que os planos de tratamento são adaptados às necessidades e preferências únicas de cada paciente. Ao analisar a informação genética de um paciente, o seu historial médico, factores de estilo de vida e até o seu microbioma, os algoritmos de IA podem ajudar os dentistas:

- Prever o risco de doença: A IA pode identificar indivíduos com elevado risco de desenvolver determinadas doenças dentárias, permitindo uma intervenção precoce e medidas preventivas.

- Personalizar os planos de tratamento: A IA pode recomendar opções de tratamento com maior probabilidade de êxito com base nas caraterísticas individuais do doente.

- Monitorizar o progresso do tratamento: A IA pode monitorizar a eficácia do tratamento ao longo do tempo e alertar os dentistas para quaisquer potenciais complicações.

2. Melhoria da comunicação e da educação dos doentes

As ferramentas alimentadas por IA podem melhorar a comunicação entre dentistas e pacientes, promovendo uma maior compreensão e envolvimento nas decisões de tratamento.

- Educação interactiva dos pacientes: As plataformas alimentadas por IA podem fornecer aos pacientes informações personalizadas sobre a sua saúde dentária, opções de tratamento e resultados esperados.

- Assistentes dentários virtuais: Os chatbots alimentados por IA podem responder a perguntas dos pacientes, marcar consultas e fornecer instruções pós-tratamento.

- Serviços de tradução em tempo real: As ferramentas de tradução baseadas em IA podem facilitar a comunicação entre dentistas e pacientes que falam línguas diferentes.

3. Melhoria da eficácia e da acessibilidade dos cuidados dentários

A IA tem o potencial de melhorar a eficiência e a acessibilidade dos cuidados dentários, tornando-os mais económicos e convenientes para os pacientes.

- Tarefas automatizadas: A IA pode automatizar tarefas de rotina, como a marcação de consultas, o processamento de pedidos de indemnização de seguros e a manutenção de registos, libertando os dentistas para se concentrarem nos cuidados aos pacientes.

- Monitorização remota: Os dispositivos alimentados por IA podem monitorizar remotamente a saúde oral dos pacientes, permitindo aos dentistas detetar problemas precocemente e intervir de forma proactiva.

- Teledentistry: A IA pode melhorar as plataformas de teledentistry, permitindo aos dentistas fornecer consultas remotas, diagnósticos e até mesmo planeamento de tratamentos.

A IA e o futuro da medicina dentária

A integração da IA na medicina dentária ainda está na sua fase inicial, mas os potenciais benefícios são vastos. À medida que a tecnologia de IA continua a avançar, podemos esperar o aparecimento de aplicações ainda mais inovadoras, transformando ainda mais o panorama dentário.

- Robótica na medicina dentária: Estão a ser desenvolvidos sistemas robóticos alimentados por IA para ajudar em procedimentos dentários complexos, como a cirurgia de implantes e o tratamento de canais radiculares. Estes sistemas oferecem maior precisão, destreza e capacidades minimamente invasivas.
- Realidade Virtual e Realidade Aumentada: As tecnologias de RV e RA, alimentadas por IA, estão a ser exploradas para a educação dentária, a comunicação com os pacientes e até para a gestão da dor durante os procedimentos.
- Análise de grandes volumes de dados para a saúde pública: A análise orientada por IA de grandes conjuntos de dados dentários pode fornecer informações valiosas sobre as tendências da saúde oral da população, padrões de doenças e a eficácia das intervenções de saúde pública.

O futuro da medicina dentária está, sem dúvida, interligado com o avanço da IA. Ao adotar estas inovações tecnológicas, os profissionais de medicina dentária podem melhorar os cuidados prestados aos pacientes, melhorar os resultados dos tratamentos e moldar uma nova era de precisão e personalização nos cuidados de saúde oral.

IA na saúde oral: Para além da imagiologia

As aplicações da IA na medicina dentária vão muito para além da imagiologia oral, tendo impacto em vários aspectos da gestão da saúde oral, desde a comunicação e educação dos pacientes até à gestão e investigação da prática clínica.

5. Chatbots e assistentes virtuais alimentados por IA

A comunicação com o paciente é crucial para garantir a adesão e a satisfação com o tratamento. Os chatbots e os assistentes virtuais alimentados por IA estão a transformar a forma como os consultórios dentários interagem com os seus pacientes.

- Agendamento automático de consultas e lembretes: Os chatbots podem tratar de tarefas de rotina como a marcação de consultas, o envio de lembretes de consultas e a resposta a perguntas frequentes, libertando o tempo do pessoal para interações mais complexas.

- Educação personalizada do paciente: Os sistemas alimentados por IA podem fornecer aos pacientes informações personalizadas sobre as suas condições de saúde oral, opções de tratamento e instruções de cuidados pós-operatórios. Isto pode melhorar a compreensão e o envolvimento do paciente no seu tratamento.

- Disponibilidade e apoio 24 horas por dia, 7 dias por semana: Os chatbots podem fornecer aos pacientes acesso a informações e apoio 24 horas por dia, respondendo às suas preocupações e questões fora do horário normal de expediente.

6. IA no ensino e formação em medicina dentária

A IA está também a deixar a sua marca no ensino e na formação em medicina dentária, melhorando a experiência de aprendizagem dos futuros dentistas e higienistas dentários.

- Pacientes virtuais e simulações: As simulações baseadas em IA permitem que os estudantes de medicina dentária pratiquem procedimentos e desenvolvam competências clínicas num ambiente seguro e controlado. Estas simulações podem fornecer feedback em tempo real e adaptar-se ao nível de competências do estudante.

- Percursos de aprendizagem personalizados: Os algoritmos de IA podem analisar os dados de desempenho dos alunos para identificar áreas de força e fraqueza, criando percursos de aprendizagem personalizados que visam lacunas de conhecimento específicas.

- Avaliação e feedback automatizados: A IA pode ajudar a classificar os trabalhos, fornecer feedback objetivo sobre o desempenho dos alunos e identificar áreas a melhorar.

7. IA para a gestão e investigação em medicina dentária

Para além das aplicações clínicas, a IA está a simplificar a gestão das clínicas dentárias e a acelerar os esforços de investigação.

- Análise preditiva para agendamento de pacientes e atribuição de recursos: Os algoritmos de IA podem analisar dados históricos de pacientes para prever a procura de consultas, otimizar a programação e atribuir recursos de forma mais eficiente.

- Processamento automatizado de pedidos de indemnização de seguros: A IA pode automatizar o processamento de pedidos de indemnização de seguros, reduzindo a carga administrativa e melhorando a precisão.

- Análise de dados para investigação e melhoria da qualidade: A IA pode analisar grandes conjuntos de dados de registos de pacientes e literatura científica para identificar tendências, padrões e conhecimentos que podem informar os esforços de investigação e impulsionar iniciativas de melhoria da qualidade em medicina dentária.

Considerações e desafios éticos

Embora os potenciais benefícios da IA na saúde oral e na imagiologia oral sejam vastos, é crucial abordar as considerações éticas e os desafios associados à sua implementação.

- Privacidade e segurança dos dados: Como a IA se baseia fortemente nos dados dos pacientes, é fundamental garantir a privacidade e a segurança dessas informações. Os consultórios dentários têm de aderir a protocolos e regulamentos rigorosos de proteção de dados.
- Preconceito e equidade: Os algoritmos de IA são tão bons quanto os dados com que são treinados. Se os dados de treino forem tendenciosos, o sistema de IA resultante pode perpetuar ou mesmo exacerbar as disparidades existentes nos cuidados de saúde. É crucial garantir que os sistemas de IA sejam treinados em conjuntos de dados diversos e representativos para minimizar o viés.
- Transparência e explicabilidade: Alguns algoritmos de IA, nomeadamente os modelos de aprendizagem profunda, podem ser complexos e opacos, tornando difícil compreender como chegam às suas decisões. Esta falta de transparência pode suscitar preocupações em termos de responsabilização e confiança. Estão a ser envidados esforços para desenvolver sistemas de IA mais transparentes e explicáveis.
- A parceria humano-IA: É importante sublinhar que a IA não se destina a substituir os dentistas ou outros profissionais de saúde. Pelo contrário, a IA deve ser vista como uma ferramenta poderosa que pode aumentar as capacidades humanas, permitindo que os dentistas se concentrem em tarefas que requerem a sua perícia, discernimento e empatia.

CONCLUSÃO

O início de uma nova era: O impacto duradouro da IA na medicina dentária conservadora e na endodontia

A integração da inteligência artificial na medicina dentária conservadora e na endodontia marca uma mudança de paradigma, impulsionando estes campos para um futuro definido pela precisão, personalização e cuidados melhorados do paciente. Embora ainda na sua fase inicial, o potencial da IA para revolucionar a forma como os dentistas diagnosticam, tratam e gerem a saúde oral é inegável.

Desde a deteção precoce de cáries e intervenções minimamente invasivas a tratamentos de canal assistidos por robôs e planos de tratamento personalizados, a IA capacita os dentistas com ferramentas de precisão e eficiência sem precedentes. Isto traduz-se em melhores resultados, tempos de tratamento reduzidos e uma maior ênfase na preservação da estrutura natural dos dentes.

O caminho para a plena realização do potencial da IA na medicina dentária exige a superação de desafios como a privacidade dos dados, considerações éticas e barreiras de custos. No entanto, os potenciais benefícios ultrapassam largamente estes obstáculos. À medida que a tecnologia de IA continua a evoluir, podemos antecipar aplicações ainda mais inovadoras, esbatendo ainda mais as linhas entre a perícia humana e as máquinas inteligentes.

Em última análise, o futuro da medicina dentária conservadora e da endodontia é aquele em que a IA não substitui os dentistas, mas sim um poderoso aliado. Ao adotar esta tecnologia transformadora, a profissão de dentista pode inaugurar uma nova era de cuidados centrados no paciente, garantindo sorrisos mais saudáveis para as gerações vindouras.

REFRÊNCIAS

1. Aminoshariae A, Kulild J, Nagendrababu V. Artificial Intelligence in Endodontics: Aplicações actuais e direcções futuras. J Endod. 2021 Sep; 47 (9): 1352-1357. doi: 10.1016 / j.joen.2021.06.003. Epub 2021 Jun 10. PMID: 34119562.

2. Gordon Lai, Craig Dunlap, Alan Gluskin, Walid B. Nehme & Adham A. Azim (2023) Artificial Intelligence in Endodontics, Journal of the California Dental Association, 51:1, 2199933, DOI: 10.1080/19424396.2023.2199933

3. Sudeep, Parvathi & Gehlot, Paras & Murali, Brinda & Mariswamy, Annapoorna. (2023). Inteligência artificial em endodontia: Uma revisão narrativa. Jornal de Saúde Oral Internacional. 15. 134-41. 10.4103/jioh.jioh_257_22.

4. Boreak N. Effectiveness of Artificial Intelligence Applications Designed for Endodontic Diagnosis, Decision-making, and Prediction of Prognosis: A Systematic Review. J Contemp Dent Pract. 2020 Ago 1;21(8):926-934. PMID: 33568617.

5. Khanagar SB, Alfadley A, Alfouzan K, Awawdeh M, Alaqla A, Jamleh A. Developments and Performance of Artificial Intelligence Models Designed for Application in Endodontics: A Systematic Review. Diagnostics (Basileia). 2023 Jan 23;13(3):414. doi: 10.3390/diagnostics13030414. PMID: 36766519;

6. Orhan K, Bayrakdar IS, Ezhov M, Kravtsov A, Özyürek T. Avaliação da inteligência artificial para a deteção de pathosis periapical em tomografias computorizadas de feixe cónico. Int Endod J. 2020 maio;53(5):680-689. doi: 10.1111/iej.13265. Epub 2020 Feb 3. PMID: 31922612.

7. Nguyen TT, Larrivée N, Lee A, Bilaniuk O, Durand R. Use of Artificial Intelligence in Dentistry: Tendências clínicas actuais e avanços na investigação. J Can Dent Assoc. 2021 maio;87:l7. PMID: 34343070

8. Aminoshariae A, Kulild J, Nagendrababu V. Inteligência artificial em endodontia: Aplicações actuais e direcções futuras. J Endod 2021;47:13527-.

9. Schwendicke F, Samek W, Krois J. Inteligência artificial em medicina dentária: Chances e desafios. J Dent Res 2020;99:76974-.

10. Karobari MI, Adil AH, Basheer SN, Murugesan S, Savadamoorthi KS, Mustafa M, et al. Avaliação da precisão do diagnóstico e do prognóstico da inteligência artificial em medicina dentária endodôntica: Uma revisão exaustiva da literatura. Comput Math Methods Med 2023;2023:7049360

11. Narkhede S, Rao P, Sawant V, Sachdev SS, Arora S, Pawar AM, Reda R, Testarelli L. Digital versus Manual Tracing in Cephalometric Analysis: A Systematic Review and Meta-Analysis. J Pers Med. 2024 May 25;14(6):566. doi: 10.3390/jpm14060566. PMID: 38929786; PMCID: PMC11204843.

12. Christopher et al. Bioinformation 19(11): 1067-1074 (2023)

13. Orhan K, Bayrakdar IS, Ezhov M, Kravtsov A, Özyürek T. Avaliação da inteligência artificial para a deteção de pathosis periapical em tomografias computorizadas de feixe cónico. Int Endod J. 2020 maio;53(5):680-689. doi: 10.1111/iej.13265. Epub 2020 Feb 3. PMID: 31922612.

14. Leonardi Dutra K, Haas L, Porporatti AL, Flores-Mir C, Nascimento Santos J, Mezzomo LA, Corrêa M, De Luca Canto G. Acurácia Diagnóstica da Tomografia Computadorizada de Feixe Cônico e da Radiografia Convencional na Periodontite Apical: Uma Revisão Sistemática e Meta-análise. J Endod. 2016 Mar;42(3):356-64. doi: 10.1016/j.joen.2015.12.015. PMID: 26902914.

15. Maganur PC, Vishwanathaiah S, Mashyakhy M, Abumelha AS, Robaian A, Almohareb T, Almutairi B, Alzahrani KM, Binalrimal S, Marwah N, Khanagar SB, Manoharan V. Desenvolvimento de Modelos de Inteligência Artificial para Numeração e Deteção de Dentes: Uma Revisão Sistemática. Int Dent J. 2024 Jun 7:S0020-6539(24)00128-X. doi: 10.1016/j.identj.2024.04.021. Epub ahead of print. PMID: 38851931.

16. Rodrigues JA, Krois J, Schwendicke F. Desmistificando a inteligência artificial e o aprendizado profundo em odontologia. Braz Oral Res. 2021 Aug 13;35:e094. doi: 10.1590/1807-3107bor-2021.vol35.0094. PMID: 34406309

17. Zhu, J., Chen, Z., Zhao, J. *et al.* Inteligência artificial no diagnóstico de doenças dentárias em radiografias panorâmicas: um estudo preliminar. *BMC Oral Health* 23, 358 (2023). https://doi.org/10.1186/s12903-023-03027-6

18. Jagtap, Rohan. (2023). Dentistry - Overview of Artificial and Augmented Intelligence Uses in Dentistry (Odontologia - Visão geral dos usos da inteligência artificial e aumentada na odontologia).

19. Agrawal P, Nikhade P. Artificial Intelligence in Dentistry: Passado, Presente e Futuro. Cureus. 2022 Jul 28;14(7):e27405. doi: 10.7759/cureus.27405. PMID: 36046326; PMCID: PMC9418762.

20. Alfadley A, Shujaat S, Jamleh A, Riaz M, Aboalela AA, Ma H, Orhan K. Progress of Artificial Intelligence-Driven Solutions for Automated Segmentation of Dental Pulp Space on Cone-Beam Computed Tomography Images. Uma revisão sistemática. J Endod.

2024 May 29:S0099-2399(24)00336-4. doi: 10.1016/j.joen.2024.05.012. Epub ahead of print. PMID: 38821262.

21. Wang L, Li JP, Ge ZP, Li G. Método de segmentação baseado na imagem CBCT para extração da região da cavidade da polpa dentária. Dentomaxillofac Radiol. 2019 Feb;48(2):20180236. doi: 10.1259/dmfr.20180236. Epub 2018 Oct 11. PMID: 30216093; PMCID: PMC6476381.

22. Sepehrian M, Deylami AM, Zoroofi RA. Segmentação de dentes individuais em imagens dentárias de CBCT e MSCT usando galpão de água. Biomedical Engineering2014; 27-30. 27.

23. Subramanyam RB, Prasad KP. Diferentes técnicas de segmentação de imagem para imagem dental, extração. Int J Eng Res & Appl 2014; 4: 173-7.

24. Versiani MA, Martins J, Ordinola-Zapata R. Complexidades anatómicas que afectam a preparação do canal radicular: uma revisão narrativa. Aust Dent J 2023;68(Suppl 1):S5-23.

25. Ahmed HMA, El-Karim I, Duncan HF, et al. Implicações da raiz, câmara pulpar e anatomia do canal nos procedimentos de pulpotomia e revitalização. Clin Oral Investig 2023;27:6357-69.

26. Khanagar SB, Alfadley A, Alfouzan K, et al. Desenvolvimentos e desempenho de modelos de inteligência artificial concebidos para aplicação em endodontia: uma revisão sistemática. Diagnostics 2023;13:414.

27. Piasecki L, Carneiro E, da Silva Neto UX, et al. O uso da microtomografia computadorizada para determinar a precisão de 2 localizadores apicais eletrônicos e as variações anatômicas que afetam sua precisão. J Endod. 2016;42(8):1263–1267. doi:10.1016/j.joen. 2016.04.024.

28. Martins J, Marques D, Mata A, Caramês J. Eficácia clínica dos localizadores apicais eléctricos: revisão sistemática. J Endod. 2014;40(6):759–777. doi:10.1016/j.joen.2014.03.011.

29. Saghiri MA, Garcia-Godoy F, Gutmann J, Lotfi M, Asgar K. A fiabilidade da rede neural artificial na localização do forame apical menor: um estudo em cadáveres. J Endod. 2012;38(8):1130-1134. doi:10. 1016/j.joen.2012.05.004.

30. Lee S, Chung D, Asano A, et al. Diagnóstico do prognóstico dentário utilizando inteligência artificial. Diagnostics. 2022;12(6):1422. doi:10.3390/ diagnostics12061422.

31. Campo L, Aliaga I, De Paz J, et al. Previsões de retratamento em odontologia por meio de sistemas CBR. Comput Intell Neurosci. 2016;2016:1–11. doi:10.1155/2016/7485250.

32. Qu Y, Lin Z, Yang Z, Lin H, Huang X, Gu L. Modelos de aprendizagem automática para previsão de prognóstico em microcirurgia endodôntica. J Dent. 2022;118:103947. doi:10.1016/j.jdent.2022.103947.

33. Bueno M-O, Estrela C-O, Granjeiro J-O, et al. Renderização cinemática de tomografia computadorizada de feixe cónico: aplicações clínicas, de ensino e de investigação. (1807-3107 (Eletrónica)).

34. Leung T, Vyas D. Cirurgia robótica: aplicações. Am J Rob Surg. 2014;1(1):38-41. doi:10.1166/ajrs.2014.1004.

35. Bolding S, Reebye U. Precisão da orientação robótica háptica da cirurgia de implantes dentários para arcadas completamente desdentadas. J Prosthet Dent. 2021;128(4):639–647. doi:10.1016/j.prosdent. 2020.12.048.

36. Becker AS, Marcon M, Ghafoor S, Wurnig MC, Frauenfelder T, Boss A. Deep learning in mammography diagnostic accuracy of a multipurpose image analysis software in the detection of breast cancer. Invest Radiol. 2017 Jul;52(7):434-40. https://doi.org/10.1097/RLI.0000000000000358

37. Esteva A, Kuprel B, Novoa RA, Ko J, Swetter SM, Blau HM, et al. Dermatologist-level classification of skin cancer with deep neural networks. Nature. 2017 Feb;542(7639):115-8. https://doi.org/10.1038/nature21056

38. Gulshan V, Peng L, Coram M, Stumpe MC, Wu D, Narayanaswamy A, et al. Desenvolvimento e validação de um algoritmo de aprendizagem profunda para a deteção de retinopatia diabética em fotografias do fundo da retina. JAMA. 2016 Dec;316(22):2402-10. https://doi.org/10.1001/jama.2016.17216

39. LeCun Y, Bengio Y, Hinton G. Aprendizagem profunda. Nature. 2015 May;521(7553):436-44. https://doi.org/10.1038/nature14539 17.

40. Niño Sandoval TC, Guevara Pérez SV, González FA, Jaque RA, Infante Contreras C. [Uso de redes neurais artificiais para predição da morfologia mandibular através de variáveis craniomaxilares em vista póstero-anterior]. Univ Odontol. 2016 Jun;35(74):21-8. Espanhol. https://doi.org/10.11144/Javeriana.uo35-74.urna

41. Chang HJ, Lee SJ, Yong TH, et al. Método híbrido de aprendizagem profunda para diagnosticar automaticamente a perda óssea periodontal e a periodontite de estágio. Sci Rep 2020;10:7531.

42. Kim J, Lee HS, Song IS, Jung KH. DeNTNet: Rede de Transferência Neural Profunda para a deteção de perda óssea periodontal utilizando radiografias dentárias panorâmicas. Sci Rep 2019;9:17615.

43. Krois J, Ekert T, Meinhold L, et al. Aprendizagem profunda para a deteção radiográfica da perda óssea periodontal. Sci Rep 2019; 9:8495.

44. Hadj Saïd, Mehdi, et al. "Desenvolvimento de um Modelo de Inteligência Artificial para Identificar um Implante Dentário a partir de uma Radiografia". Jornal Internacional de Implantes Orais e Maxilofaciais 2020;35.6

45. Moayeri, Reyhaneh Sadat, Mehdi Khalili e Mahsa Nazari. "Um método híbrido para prever o sucesso de implantes dentários". RS Moayeri, M. Khalili, M. Nazari. Revista Internacional de Informática Avançada e Aplicações 2016;7.5.

46. Ha, Seung-Ryong, et al. "Um estudo piloto utilizando métodos de aprendizagem automática sobre factores que influenciam o prognóstico de implantes dentários." O jornal de prótese avançada 2018; 10.6: 395-400.

47. Zhang, Hengguo, et al. "Os parâmetros da microestrutura das trabéculas servem como preditores eficazes para a perda óssea marginal do implante dentário na mandíbula." Relatórios científicos 2020;10.1:1-9.

48. Frydenlund A, Eramian M, Daley T. Classificação automatizada de quatro tipos de quistos odontogénicos de desenvolvimento. Computerized Medical Imaging and Graphics 2014;Apr;38(3):151-62.

49. Aubreville M, Knipfer C, Oetter N, Jaremenko C, Rodner E, Denzler J, et al. Classificação automática de tecido canceroso em imagens de laserendomicroscopia da cavidade oral usando Deep Learning. Relatórios Científicos 2017;Dec1;7(1).

50. Patel S, Dawood A, Mannocci F, Wilson R, Pitt Ford T. Deteção de defeitos ósseos periapicais em maxilares humanos utilizando tomografia computorizada de feixe cónico e radiografia intra-oral. Int Endo J 2009;42(6):507-15.

51. Torabinejad M, Rice DD, Maktabi O, Oyoyo U, Abramovitch K. Prevalência e tamanho das radiolucências periapicais utilizando a tomografia computorizada de feixe cónico em dentes sem lesões radiográficas intra-orais aparentes: um novo índice periapical com uma recomendação clínica. J Endod 2018;Mar 1;44(3):389-94.

52. Heo MS, Kim JE, Hwang JJ, Han SS, Kim JS, Yi WJ, Park IW. Inteligência artificial em radiologia oral e maxilofacial: o que é atualmente possível? Radiologia Dentomaxilofacial 2021;50(3):20200375.

53. Hung K, Montalvao C, Tanaka R, Kawai T, Bornstein MM. A utilização e o desempenho de aplicações de inteligência artificial em radiologia dentária e maxilofacial: Uma revisão sistemática. Radiologia Dentomaxilofacial 2020;49(1):20190107.

54. Guo Y-c, Han M, Chi Y, et al. Classificação exacta da idade utilizando o método manual e a rede neural convolucional profunda baseada em imagens de ortopantomogramas. International Journal of Legal Medicine 2021;135(4):1589-97.

55. Dobratulin K, Gaidel A, Kapishnikov A, et al. A eficiência dos algoritmos de aprendizagem profunda para a deteção de pontos de referência anatómicos em imagens radiológicas do perfil da cabeça. Trabalho apresentado em: Conferência Internacional de Tecnologia da Informação e Nanotecnologia (ITNT) de 2020, 2020.

56. Estai, M., Kanagasingam, Y., Tennant, M. & Bunt, S. Uma revisão sistemática das evidências de pesquisa para os benefícios da teledentistry. J Telemed Telecare 2018;24, 147-156, doi:10.1177/1357633X16689433.

57. Tellez, M., Gomez, J., Pretty, I., Ellwood, R. & Ismail, A. I. Evidências sobre os sistemas de avaliação de risco de cárie existentes: são preditivos de cáries futuras? Community Dent Oral Epidemiol 2013;41, 67-78, doi:10.1111/cdoe.12003.

58. Lang, N. P. & Tonetti, M. S. Avaliação do risco periodontal (PRA) para pacientes em terapia periodontal de suporte (SPT). Oral Health Prev Dent 2003;1, 7-16.

59. Giordano, C. et al. Aceder à Inteligência Artificial para a Tomada de Decisões Clínicas. Front Digit Health 2021;3, 645232, doi:10.3389/fdgth.2021.645232.

60. Shimpi, N., McRoy, S., Zhao, H., Wu, M. & Acharya, A. Desenvolvimento de um modelo de avaliação de risco de periodontite para prestadores de cuidados primários num contexto interdisciplinar. Technol Health Care 2020; 28, 143-154, doi: 10.3233 / THC-191642.

61. Pellitteri, F., Brucculeri, L., Spedicato, G. A., Siciliani, G. & Lombardo, L. Comparação da precisão das digitalizações faciais digitais obtidas por dois scanners diferentes. Angle Orthod 2021;91, 641-649, doi:10.2319/092720-823.1.

62. Revilla-Leon, M. et al. Precisão do scanner facial em função do algoritmo de alinhamento e da localização da área de superfície digitalizada: Um estudo in vitro. J Dent 2021;110, 103680, doi:10.1016/j.jdent.2021.103680.

63. Brooks, M, McMillan, S, Rock, D, Schlosser, S. Methods and Systems for Anomaly Detection in Dental Insurance Claim Submissions (Métodos e sistemas para deteção de anomalias em pedidos de indemnização de seguros dentários). NovoDynamics, Inc. EUA, 2019.

64. Bilgir, E, Bayrakdar, İŞ, Çelik, Ö, Orhan, K, Akkoca, et al. Uma abordagem de inteligência artificial para deteção e numeração automática de dentes em radiografias panorâmicas. BMC Med Imaging 2021;21:124.

65. Park, SH, Choi, J, Byeon, JS. Princípios-chave da validação clínica, aprovação de dispositivos e decisões de cobertura de seguro de inteligência artificial. Korean J Radiol 2021;22:442-453.

66. Balaban, CM, Vidone, LS, Dufurrena, Q, Croley, D, Dosch, K, Inam, W, Puthussery, S. Transformação orientada por IA de benefícios odontológicos. Compend Contin Educ Dent 2021; 42(6).

67. Organização Mundial de Saúde (OMS). Ética e Governação em Inteligência Artificial na Saúde. Genebra. 2021; https://www.who.int/publications/i/item/9789240029200

68. Administração de Alimentos e Medicamentos. Visão geral da regulamentação dos dispositivos. https://www.fda.gov/medical-devices/device-advice-comprehensive-regulatory assistance/overview-device-regulation

69. Pellitteri, F., Brucculeri, L., Spedicato, G. A., Siciliani, G. & Lombardo, L. Comparação da precisão das digitalizações faciais digitais obtidas por dois scanners diferentes. Angle Orthod 2021;91, 641-649, doi:10.2319/092720-823.1.

70. Meghil MM, Rajpurohit P, Awad ME, McKee J, Shahoumi LA, Ghaly M: Inteligência artificial em medicina dentária. Dent Rev. 2022, 2:100009. 10.1016/j.dentre.2021.100009

71. Babu A, Andrew Onesimu J, Martin Sagayam K: Inteligência Artificial em Medicina Dentária: Conceitos, aplicações e desafios de investigação. 3:01074. 10.1051/e3sconf/202129701074

72. Brodie ML: What Is Data Science? Braschler M, Stadelmann T, Stockinger K (ed): Springer International Publishing, 2019. 10.1007/978-3-030-11821-1_8

73. Riahi Y, Riahi S: Big data e análise de big data: Conceitos, tipos e tecnologias . Int J Res Eng. 2018, 5:524-8. 10.21276/ijre.2018.5.9.5

74. Carmody DP, McGrath SP, Dunn SM, van der Stelt PF, Schouten E: Classificação automática de imagens dentárias com pesquisa visual. Acad Radiol. 2001, 8:1239-46. 10.1016/S1076-6332(03)80706-7 27.

75. Endres MG, Hillen F, Salloumis M, et al: Desenvolvimento de um algoritmo de aprendizagem profunda para a deteção de doenças periapicais em radiografias dentárias. Diagnostics (Basileia). 2020, 10:10.3390/diagnostics10060430

76. Orhan K, Bayrakdar IS, Ezhov M, Kravtsov A, Özyürek T: Avaliação da inteligência artificial para a deteção de pathosis periapical em tomografias computorizadas de feixe cónico. Int Endod J. 2020, 53:680-9. 10.1111/iej.13265

77. Naik M, de Ataide ID, Fernandes M, Lambor R: Futuro da endodontia. Int J Curr Res. 2016, 8:016.

78. Okada K, Rysavy S, Flores A, Linguraru MG: Diagnóstico diferencial não invasivo de lesões periapicais dentárias em tomografias de feixe cónico. Med Phys. 2015, 42:1653-65. 10.1118/1.4914418

79. Fuss Z, Lustig J, Katz A, Tamse A: Uma avaliação de dentes fracturados com raiz vertical tratados endodonticamente: impacto dos procedimentos operatórios. J Endod. 2001, 27:46-8

80. Saghiri MA, Asgar K, Boukani KK, et al: Uma nova abordagem para localizar o forame apical menor usando uma rede neural artificial. Int Endod J. 2012, 45:257-65. 10.1111/j.1365-2591.2011.01970.x

81. Petersson A, Axelsson S, Davidson T, et al: Diagnóstico radiológico de lesões periapicais do tecido ósseo em endodontia: uma revisão sistemática. Int Endod J. 2012, 45:783-801. 10.1111/j.1365-2591.2012.02034.x

82. Tewary S, Luzzo J, Hartwell G: Radiografia endodôntica: quem está a ler a radiografia digital? J Endod. 2011, 37:919-21. 10.1016/j.joen.2011.02.027

83. Saghiri MA, Garcia-Godoy F, Gutmann JL, Lotfi M, Asgar K: A fiabilidade da rede neural artificial na localização do forame apical menor: um estudo em cadáveres. J Endod. 2012, 38:1130-4. 10.1016/j.joen.2012.05.004

84. Hiraiwa T, Ariji Y, Fukuda M, et al: Um sistema de inteligência artificial de aprendizagem profunda para avaliação da morfologia radicular do primeiro molar inferior em radiografia panorâmica. Dentomaxillofac Radiol. 2019, 48:20180218. 10.1259/dmfr.20180218

85. Khanna SS, Dhaimade PA: Inteligência artificial: transformando a odontologia hoje. Indian J Basic Appl Med Res. 2017, 6:161-7.

86. Zheng Q, Ge Z, Du H, et al. Estimativa de idade baseada na segmentação da câmara pulpar 3D dos primeiros molares da tomografia computadorizada de feixe cônico por aprendizado profundo integrado e conjunto de níveis. Int J Legal Med 2021;135:365-73.

87. Albitar L, Zhao T, Huang C, et al. Inteligência artificial (IA) para deteção e localização de canais bucais mesiais não obstruídos (MB2) em tomografia computadorizada de feixe cônico (CBCT). Diagnostics 2022;12:3214.

88. Yang HF, Wang XW, Li G. Segmentação automática do dente e da câmara pulpar com rede de inteligência artificial e método de morfometria em TC de feixe cónico. Int J Morphol 2022;40:407 13.

89. DumanSB, Celik Ozen D, Bayrakdar IS, et al. Segmentação do segundo canal mesiobucal com a arquitetura YOLOv5 utilizando imagens de tomografia computorizada de feixe cónico. Odontology 2023;112:552-61.

90. Luca AR, Ursuleanu TF, Gheorghe L, et al. Impacto da qualidade, tipo e volume de dados utilizados por modelos de aprendizagem profunda na análise de imagens médicas. Inform Med Unlocked 2022;29:100911.

91. Cipriano M, Allegretti S, Bolelli F, et al. Segmentação profunda do canal mandibular: um novo conjunto de dados anotados em 3D de volumes de CBCT. IEEE Access 2022;10:11500-10.

92. Pinto JC, Wanderley VA, de Faria Vasconcelos K, et al. Avaliação de 10 aparelhos de tomografia computorizada de feixe cónico para avaliação endodôntica de estruturas anatómicas finas. J Endod 2021;47:947-53

93. Laukkanen E, Vehkalahti MM, Kotiranta AK. Resultado radiográfico do tratamento do canal radicular na prática dentária geral: tipo de dente e qualidade da obturação radicular como factores de prognóstico. Ata Odontol Scand 2021;79:37-42.

94. Versiani MA, Martins J, Ordinola-Zapata R. Complexidades anatómicas que afectam a preparação do canal radicular: uma revisão narrativa. Aust Dent J 2023;68(Suppl 1):S5-23.

95. Ahmed HMA, El-Karim I, Duncan HF, et al. Implicações da raiz, câmara pulpar e anatomia do canal nos procedimentos de pulpotomia e revitalização. Clin Oral Investig 2023;27:6357-69.

96. DoboNagyC,KeszthelyiG,SzaboJ,etal.Acomputerizedmethodformathematicald escription of three-dimensional root canal axis. J Endod 2000;26:639-43.

97. Wang L, Li JP, Ge ZP, et al. Método de segmentação baseado em imagem CBCT para extração da região da cavidade da polpa dentária. Dentomaxillofac Radiol 2019;48:20180236.

98. Lin X, Fu Y,RenG,etal.Micro-computedtomography-guidedartificial intelligence for pulp cavity and tooth segmentation on cone-beam computed tomography. J Endod 2021;47:1933-41.

99. Song Y, Yang H,GeZ,etal. Estimativa de idade baseada na segmentação 3D da polpa dos primeiros molares a partir de imagens de CBCT usando U-net. Dentomaxillofac Radiol 2023;52:20230177

100. Martinho FC, Griffin IL, Corazza BJM. Aplicações atuais do sistema de navegação dinâmica em endodontia: A Scoping Review. Eur J Dent. 2023 Jul;17(3):569-586. doi: 10.1055/s-0042-1749361. Epub 2022 Aug 31. PMID: 36044911; PMCID: PMC10569848.

101. Mandelaris GA, Stefanelli LV, DeGroot BS. Dynamic Navigation for Surgical Implant Placement (Navegação dinâmica para colocação de implantes cirúrgicos): Overview of Technology, Key Concepts, and a Case Report (Visão geral da tecnologia, conceitos-chave e relato de um caso). Compend Contin Educ Dent. 2018 Oct;39(9):614-621; quiz 622. PMID: 30299111.

102. Lee, Jason & Nguyen, Olivia & Lin, Yu-Chun & Luu, Dianne & Kim, Susie & Amini, Ashley & Lee, Sang. (2022). Scanners faciais em medicina dentária: Uma visão geral. Prosthesis. 4. 664-678. 10.3390/prosthesis4040053.

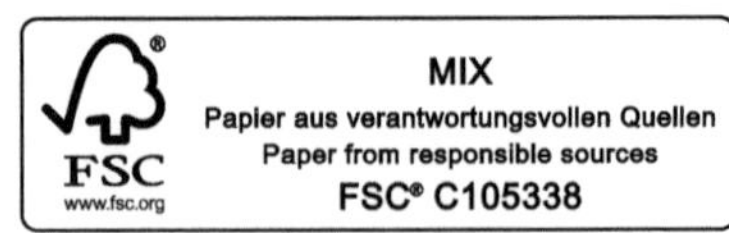

Printed by Books on Demand GmbH, Norderstedt / Germany